AF362072

Actualización en Obstetricia

DRA. MARTA MARÍA CASTILLO NÚÑEZ

Licenciada en Medicina por la Universidad de Oviedo, especialista en Obstetricia y Ginecología. Actualmente Facultativo Especialista en el Hospital Comarcal de Jarrio (Asturias)

DRA. MARÍA GONZÁLEZ GARCÍA

Licenciada en Medicina por la Universidad de Oviedo, especialista en Obstetricia y Ginecología. Actualmente Facultativo Especialista en el Hospital Comarcal Carmen y Severo Ochoa de Cangas de Narcea (Asturias)

ISBN formato papel: 978-84-685-2291-3
ISBN formato pdf: 978-84-685-2292-0

Impreso en España

Editado por Bubok Publishing S.L.

A Javier, Alejandro y Juan

Prólogo

Este libro está diseñado con el objeto de facilitar la preparación de oposiciones de Facultativo Especialista de Ginecología y Obstetricia a través de la realización de preguntas tipo test. Está realizado por ginecólogos que ya se han enfrentado a este tipo de pruebas.

Hoy en día, muchos son los profesionales que tienen que presentarse a convocatorias de oferta de empleo público en las que los exámenes tipo test son la norma. En este tipo de pruebas, la práctica previa puede constituir un factor decisivo en el resultado. Además, supone una excelente herramienta de autoevaluación de los distintos temas tras su estudio.

Esta obra se compone de seis capítulos que integran los apartados más representativos en la actualidad en el ámbito de la obstetricia. Más de 200 preguntas que han sido diseñadas en formato tipo test, respuesta múltiple, con cuatro opciones posibles siendo correcta tan solo una de ellas. Dicha respuesta se encuentra a continuación de cada pregunta, para que resulte así más sencillo su manejo.

Para su realización, se han consultado los protocolos más actualizados en la materia.

Esperemos que el material propuesto resulte útil y contribuya a alcanzar el objetivo propuesto. ¡Mucha suerte!

Índice

Capítulo 1. Patología del primer trimestre de gestación. María González García y Marta Mª Castillo Núñez

Aborto espontáneo, aborto de repetición

¿Cuál de los siguientes signos ecográficos nos permite establecer el diagnóstico de aborto diferido de forma inequívoca?

a) Saco gestacional de 12mm de diámetro en el que no se visualiza polo embrionario ni vesícula vitelina

b) Embrión con CRL 6,2 mm y latido cardiaco bradicárdico

c) Embrión con CRL 5,2 mm y actividad cardiaca negativa

d) Ninguno de los anteriores

C

¿Cuál de las siguientes NO es una contraindicación para el uso del misoprostol como tratamiento médico del aborto espontáneo?

a) Dificultad de acceso a un centro médico de emergencia

b) Asma severa

c) Tratamiento con corticoides de larga duración

d) Uso previo a gestación de anticoncepción hormonal

D

Paciente con diagnóstico de aborto diferido que trató con 200mg de mifepristona vía oral y dos dosis de 800mg de misoprostol vaginal hace quince días, acude por sangrado vaginal escaso hoy. Flujo vaginal normal no maloliente. Ecografía: endometrio de aspecto heterogéneo, grosor máximo 10mm. ¿Cuál sería la actitud a seguir?

a) Realizar un legrado evacuador

b) Pautar una cobertura antibiótica, y posteriormente realizar un legrado evacuador

c) Administrar un nuevo ciclo completo de tratamiento (mifepristona y dos dosis de misoprostol)

d) Actitud expectante y evaluar tras próxima regla

D

En cuanto a las complicaciones que pueden aparecer debido al tratamiento del aborto, señale la FALSA:

a) El riesgo de perforación uterina en el tratamiento quirúrgico es elevado si no realizamos preparación cervical previa

b) El tratamiento médico se asocia con hemorragia más prolongada e intensa

c) El riesgo de infección es mayor cuando realizamos un tratamiento quirúrgico

d) Tanto si realizamos tratamiento médico como quirúrgico del aborto, puede existir un fallo de la técnica

A

El aborto espontáneo es una entidad frecuente, que ocurre en su mayor parte de forma precoz. Señale la CIERTA:

a) La presencia de un sangrado vaginal activo abundante es patognomónico de un aborto en curso

b) Los factores de riesgo más importantes para el aborto espontáneo son la edad materna y la existencia de abortos previos

c) La amenaza de aborto se produce en casi el 25% de las gestaciones, y no tiene repercusión en el transcurso posterior de la gestación

d) Si no es posible establecer un diagnóstico definitivo de aborto, es preferible esperar informando a la paciente, a pesar de que aumente el riesgo de infección

B

Paciente de 28 años y 6 semanas de amenorrea que acude a urgencias por sangrado vaginal. Refiere ciclos irregulares cada 25-35 días. Test de embarazo positivo. Ecografía: endometrio de 9mm, no se visualiza saco gestacional intrauterino. Anejos normales. ¿Cuál sería el diagnóstico de esta paciente?

a) Aborto espontáneo completo

b) Sangrado por implantación

c) Gestación ectópica

d) Cualquiera de las anteriores

D

¿Cuál de los siguientes factores NO se puede considerar etiológico para los abortos de repetición?

a) Anticuerpos antifosfolípidos

b) Diabetes mellitus insulinodependiente bien controlada

c) Traslocación cromosómica equilibrada

d) Mioma submucoso tipo 0

B

En el estudio básico de una pareja con abortos de repetición, se incluye todo lo siguiente EXCEPTO:

a) Cariotipos de ambos miembros de la pareja

b) Anticuerpos antifosfolípidos

c) Serologías (VIH, VHB, VHC, Lúes, Rubeola)

d) Cultivos vaginal y endocervical

D

¿Cuál de las siguientes situaciones constituiría una indicación de tratamiento quirúrgico en una mujer con abortos de repetición?

a) Útero septo

b) Mioma submucoso

c) Síndrome de Asherman

d) Todas la anteriores

D

Si tenemos en cuenta la evaluación a realizar en una pareja con abortos de repetición, señale la FALSA:

a) La existencia de abortos voluntarios previos es un dato importante para establecer un pronóstico

b) Se debe realizar un estudio completo, instaurándose medidas anticonceptivas hasta que éste se finalice

c) Además de una exploración ginecológica, debe realizarse una exploración general evaluando posibles signos de enfermedades metabólicas

d) Hay que recabar datos sobre el tipo y el trimestre en el que ocurrieron los abortos previos

A

Gestación ectópica

¿Cuál de los siguientes síntomas NO sería característico ante un diagnóstico de gestación ectópica?

   a) Asintomático

   b) Dolor abdominal

   c) Fiebre

   d) Metrorragia

C

En cuanto al diagnóstico de gestación ectópica, señale la FALSA:

   a) La presencia de líquido libre en pelvis en ecografía transvaginal es patognomónica de gestación ectópica complicada

   b) La determinación seriada de BHCG constituye una gran ayuda para el diagnóstico, no así su determinación única aislada

   c) La existencia de un saco gestacional intraútero no descarta la existencia de un embarazo ectópico, podría tratarse de un pseudosaco o una gestación heterotópica

   d) El diagnóstico temprano de la gestación ectópica permite a menudo terapias más conservadoras

A

De las siguientes pruebas complementarias, ¿cuál NO es útil para diagnosticar una gestación ectópica?

a) Test de embarazo

b) Radiografía de abdomen

c) Ecografía transvaginal

d) Laparoscopia diagnóstica

B

¿Cuál de los siguientes factores contraindicaría la realización de tratamiento médico del embarazo ectópico?

a) Presencia de embrión

b) Amenorrea >8 sem

c) Gestación tubárica rota

d) BHCG <3000

C

¿Cuál de los siguientes NO se considera un factor de riesgo de gestación ectópica?

a) Tabaquismo

b) Abortos de repetición

c) Uso de DIU

d) Antecedente de EPI

B

En cuanto a la incidencia de la gestación ectópica:

a) En las últimas décadas ha aumentado su incidencia en países desarrollados

b) Las técnicas de reproducción asistida constituyen un factor favorecedor de la gestación ectópica que ha incrementado su aparición

c) A pesar de haber aumentado su incidencia, las tasas de mortalidad por gestación ectópica han disminuido mucho

d) Todas las anteriores son ciertas

D

Paciente de 32 años y 6 semanas de amenorrea que acude a urgencias por sangrado vaginal. Test de embarazo positivo. En la ecografía transvaginal no se visualiza saco gestacional intrauterino, anejos normales. BHCG 300 UI/L. ¿Cuál sería el diagnóstico que realizaríamos?

a) Podría tratarse de una gestación incipiente

b) Podría tratarse de una gestación ectópica

c) Podría tratarse de un aborto espontáneo

d) Todas son correctas

D

En cuanto al tratamiento médico del embarazo ectópico con metotrexate, señale la FALSA:

a) Se puede repetir la dosis si el descenso de BHCG es <15% una semana después del tratamiento

b) Se realizarán controles periódicos semanales hasta que la paciente tenga un test de embarazo negativo

c) La primera semana tras el tratamiento puede incrementarse el dolor abdominal

d) No está claro el punto de corte exacto de BHCG para la realización o no de tratamiento médico

B

Paciente de 25 años con amenorrea de 7 semanas acude a urgencias refiriendo sangrado vaginal intermitente y dolor abdominal en hipogastrio. Test de embarazo positivo. Ecografía transvaginal no se visualiza saco gestacional. BHCG 800. ¿Cuál sería el siguiente paso?

a) Realizar una analítica de sangre y, si está normal, pautar tratamiento médico con metotrexate

b) Laparoscopia diagnóstica

c) Realizar un nuevo control de BHCG y ecografía en 48h

d) Control en una semana con un test de embarazo

C

¿Cuáles de las siguientes son indicaciones para la realización de una salpinguectomía?

    a) Daño severo de la trompa

    b) Gestación ectópica iterativa

    c) Inestabilidad hemodinámica

    d) Todas las anteriores

D

Gestación molar

Tras realizar tratamiento de una mola hidatiforme con legrado evacuador, se observa a la exploración ecográfica en los ovarios grandes quistes teca-luteínicos. ¿Cuál sería la actitud más CORRECTA?

a) Iniciar tratamiento con Metotrexate

b) Realizar punción de los quistes ecoguiada

c) Esperar la resolución espontánea de los quistes

d) Administrar anticonceptivos hormonales combinados hasta su desaparición

C

Señale lo correcto respecto al tumor trofoblástico del sitio placentario:

a) Aparece tras el tratamiento de una gestación molar como una importante elevación de la BHCG de forma persistente

b) Va creciendo lentamente e infiltrando el miometrio

c) El tratamiento se realiza con quimioterapia, con altas tasas de regresión

d) Todas son correctas

B

Paciente de 30 años que acude a consulta tras sufrir un aborto espontáneo. En los restos analizados se confirma el diagnóstico de gestación molar. Tenemos que advertir a la paciente:

a) Si la evacuación fue completa, no es necesario que realice más controles

b) El riesgo de recurrencia en futuras gestaciones no se incrementa

c) Debe realizar controles de BHCG periódicos y esperar a intentar nueva gestación a que sean negativos durante al menos 6 meses

d) Debe realizar controles de BHCG periódicos ya que la mitad de los casos evolucionan a una neoplasia trofoblástica gestacional

C

¿Cuándo debemos sospechar una neoplasia trofoblástica gestacional?

a) BHCG elevada de forma persistente durante los controles

b) Hemorragia persistente

c) BHCG detectable 6 meses después de la evacuación de la mola

d) En todos los casos anteriores

D

En cuanto al tratamiento de la mola:

a) En el tratamiento con legrado evacuador, está indicada la administración de oxitocina en el postoperatorio

b) Es igual de eficaz el tratamiento médico con prostaglandinas que el quirúrgico con legrado

c) En pacientes con deseo genésico cumplido se puede realizar una histerectomía conservando anejos; en este caso no sería necesario realizar control de BHCG posterior

d) Retrasaremos el tratamiento hasta tener al menos dos determinaciones seriadas de BHCG

A

En cuanto al estadiaje clínico FIGO de los tumores trofoblásticos gestacionales, señale la CORRECTA:

a) El estadío I se refiere a un tumor limitado estrictamente al endometrio

b) El estadío II es un tumor extendido a vagina o anejos pero limitado a estructuras genitales

c) En el estadío III el tumor se encuentra únicamente en estructuras pélvicas

d) El estadío IV comprende los tumores con metástasis a distancia: cerebrales, hepáticas, pulmonares...

B

El embarazo molar se caracteriza por todo lo siguiente EXCEPTO:

a) Ecografía con imagen en copos de nieve

b) Ausencia de vómitos

c) Útero mayor que amenorrea

d) Elevación de BHCG

B

Paciente de 28 años, sin antecedentes personales de interés, diagnosticada de mola hidatiforme. Señale la CIERTA:

a) Solicitaremos una determinación de grupo y Rh, aunque si no ha habido sangrado, no es preciso realizar profilaxis en ningún caso

b) Cuando finalice el tratamiento, le propondremos tratamiento con contraceptivos orales hasta la finalización de los controles, ya que son seguros y no alteran los valores de BHCG

c) Realizaremos controles de BHCG tras el tratamiento mensuales hasta su negativización

d) Realizaremos profilaxis antitrombótica en todas las pacientes durante al menos 6 semanas

B

Entre las posibles complicaciones más frecuentes de la gestación molar se encuentra:

a) Coagulopatía

b) Anemia

c) Hipertiroidismo

d) Todas las anteriores

D

Ante la sospecha diagnóstica de mola hidatiforme, ¿cuál es el tratamiento de elección?

a) Tratamiento médico con Metotrexate

b) Legrado por aspiración

c) Legrado con legra roma

d) Histerectomía simple

B

Capítulo 2. Medicina Fetal. Marta Mª Castillo Núñez y María González García

Consulta preconcepcional

Las últimas recomendaciones sobre la suplementación farmacológica durante el embarazo afirman:

a) Aunque la toma no sea diaria, mantiene los efectos beneficiosos

b) La dosis de ácido fólico a administrar puede variar en función de los factores de riesgo de la gestante

c) Es suficiente con iniciar la toma de yodo y ácido fólico a lo largo del primer trimestre de gestación

d) Todas son correctas

B

Existen factores que han demostrado incrementar el riesgo de tener un hijo con un defecto del tubo neural, por lo que es necesario aumentar la dosis de ácido fólico. Entre ellos se encuentran todos los siguientes EXCEPTO:

a) Diabetes gestacional

b) Obesidad

c) Antecedentes familiares de defectos del tubo neural

d) Epilepsia

A

En las mujeres con una enfermedad crónica que están pensando intentar gestación:

a) Es importante no modificar el tratamiento para que la enfermedad esté estable

b) La enfermedad puede suponer un riesgo para el embarazo pero por norma general, el embarazo no va a afectar al curso de la enfermedad

c) La selección del momento más adecuado para intentar gestación optimizará los resultados perinatales

d) Contraindicaremos el embarazo en mujeres con factores de riesgo

C

La asistencia sanitaria preconcepcional tiene como finalidad identificar condiciones tanto maternas como paternas que puedan ser optimizadas antes de la concepción. Podemos afirmar que esta asistencia:

a) Ha demostrado mejorar los resultados perinatales

b) El balance coste-beneficio sólo es favorable en aquellas mujeres con factores de riesgo

c) Las mujeres no están interesadas en consultar previamente a la gestación, sino cuando ya se encuentran en el primer trimestre

d) Todas son ciertas

A

¿Cuál de las siguientes pruebas NO está recomendado realizar en la consulta preconcepcional a todas las mujeres?

 a) Serologías

 b) Hemograma

 c) Glucemia

 d) Todas las anteriores están recomendadas

D

¿En cuál de las siguientes circunstancias desaconsejaríamos la gestación a una paciente con diabetes pregestacional?

 a) Niveles de hemoglobina glicosilada superiores a la media + 2 desviaciones estándar

 b) Retinopatía proliferativa grave

 c) Hipertensión arterial

 d) En todas las circunstancias anteriores

B

¿Qué consejo de los siguientes NO deberíamos incluir en la consulta preconcepcional?

 a) Ingesta equilibrada de nutrientes

 b) Cese del ejercicio físico si lo estaba realizando

 c) Abandono del tabaco

 d) Vida sexual saludable

B

¿Cuál de las siguientes NO sería una acción que llevaríamos a cabo en la consulta preconcepcional?

a) Valorar la suplementación farmacológica

b) Realizar acciones promotoras de la salud

c) Realizar una exploración física completa y una ecografía de control

d) Evaluar del riesgo preconcepcional

C

En cuanto al periodo preconcepcional, señale la FALSA:

a) Hasta que no consiguen embarazo, las mujeres no suelen modificar su estilo de vida

b) El período con el mayor riesgo para el embrión suele tener lugar antes de que la mujer conozca su gestación

c) Las acciones educativas suelen ser eficaces porque tanto la mujer como su entorno están muy motivados

d) El estado nutricional de la mujer es importante para la evolución de la gestación

A

La consulta preconcepcional:

a) Forma parte de la asistencia prenatal

b) Es el momento óptimo para realizar prevención primaria

c) Es necesario fomentar su implantación

d) Todas las anteriores son verdaderas

D

Cribado y diagnóstico precoz de anomalías genéticas

Señale la CORRECTA:

a) La medición de la TN se puede realizar en un feto con CRL entre 45 y 90 mm

b) Se tendrá en cuenta la TN de menor tamaño

c) En gestaciones bicoriales se calculará el riesgo usando la TN media de ambos gemelos

d) En caso de existir un gemelo evanecescente, la bioquímica podrá ser usada para el cálculo si el embrión presenta una CRL menor de 4mm

D

Señale la INCORRECTA:

a) La amniocentesis se indica tras mosaicismo diagnosticado en biopsia corial

b) La técnica de Microarray permite diagnosticar reordenamientos equilibrados

c) La técnica de Microarray identifica en un 3-8% adicionales anomalías genéticas subcromosómicas frente al cariotipo convencional

d) En la hibridación fluorescente in situ (FISH) el estudio se realiza en células en interfase

B

Señale la INCORRECTA:

a) El mayor rendimiento del cribado combinado se obtiene cuando la bioquímica y la ecografía se realizan al mismo tiempo

b) El hueso nasal, el flujo tricuspídeo y el ductus venoso son marcadores de segunda línea en el cribado del primer trimestre

c) Unos de los métodos empleados en el test de ADN fetal en sangre materna es el genotipado de SPN maternos y fetales

d) Cuanto mayor es la proporción de ADN placentario mayor es el rendimiento del estudio de ADN fetal en sangre materna

A

En el momento actual, el cribado combinado del primer trimestre es de alto riesgo si es:

a) Mayor de 1/250 (edad materna el día de la extracción sanguínea)

b) Mayor de 1/270 (edad materna en el momento del parto)

c) Mayor de 1/270 en general

d) A+B

D

Se están estudiando estrategias para incorporar logaritmos de actuación en el cribado para disminuir los efectos secundarios de las técnicas invasivas y aumentar las tasas de detección:

a) La realización de un segundo cribado con ADN fetal en sangre materna ante un cribado combinado de alto riesgo no ha sido estudiada como posibilidad

b) La ansiedad generada por las pruebas invasivas se engloba dentro de los costes tangibles

c) En un embarazo gemelar con un gemelo evanescente se usará la edad materna y la TN para el cálculo de riesgo ya que los parámetros bioquímicos del cribado muestran alteraciones y el ADN en sangre materna está contraindicado

d) La tasa de resultados fallidos en el test de ADN fetal en sangre materna es menor en las gestaciones gemelares bicoriales respecto a las gestaciones únicas

C

¿Qué porcentaje mínimo de fracción fetal de ADN en sangre materna es necesario para que la prueba presente una sensibilidad y especificidad adecuadas?

a) 8

b) 10

c) 4

d) 12

C

Señale la INCORRECTA:

a) Si el cribado combinado del primer trimestre es mayor 1/250, se realizará estudio invasivo con QF- PCR y si es positiva para T21, T13 o T18 confirmar mediante cariotipo

b) En términos de eficiencia, el cribado combinado de primer trimestre sería el método de elección

c) El mejor método de cribado para T21 es el análisis de ADN-libre circulante en sangre materna

d) Si la TN es mayor o igual a 3,5mm está indicado el estudio con microarrays

A

En la estrategia de cribado contingente propuesta por el grupo de expertos de la SESEGO en el 2017, ante una gestante con cribado combinado de primer trimestre con un riesgo entre 1/50 y 1/250 y ecografía normal, ¿que se le puede ofrecer?

a) Técnica invasiva para QF-PCR y estudio de cromosoma 21, 18 y 13

b) Informar del resultado y finalizar la estrategia de cribado

c) Realizar estudio mediante ADN fetal en sangre materna y si positiva confirma alteración cromosómica fetal

d) Realizar estudio mediante ADN fetal en sangre materna

D

Una mujer acude a nuestra consulta tras presentar un test de embarazo positivo (amenorrea de 6 semanas). Leyendo por Internet se ha informado sobre la posibilidad de realizar una analítica de sangre para descartar un hijo afecto de Síndrome de Down. Que es INCORRECTO respecto a la información que debemos aportar:

a) Las tasas de falsos positivos son < 1%

b) Los resultados están disponibles en 5-15 días dependiendo del laboratorio

c) Se recomienda su realización antes de la semana 10, lo que permite un diagnóstico precoz

d) Alrededor del 1-3% de las muestras no generaran resultados

C

El array identifica anomalías genéticas subcromosómicas adicionales frente al cariotipo convencional. Son indicaciones de realizar este estudio:

a) TN >p99

b) Anomalía estructural fetal

c) Muerte fetal anteparto

d) Todas las anteriores

D

Exploración ecográfica sistemática durante la gestación

En la exploración ecográfica del 2º trimestre, La tasa de detección de las anomalías fetales depende de diferentes factores entre los que destacan: tipo de malformación y su expresión a esta edad gestacional, características de la gestante, experiencia del examinador y calidad del ecógrafo entre otras, variando entre 44-84% para anomalías mayores. ¿Qué porcentaje de detección existe en las cardiopatías severas?

a) 5%

b) 10%

c) 25%

d) 50%

C

¿Cuál de estas causas de hidrops puede producir el 'Mirror syndrome' en la madre?

a) Síndrome de transfusión feto-fetal

b) Teratoma sacrocoxígeo

c) Ninguna de las anteriores

d) Todas las anteriores

D

Señale la FALSA respecto a la ecografía morfológica del 2º trimestre:

a) Clásicamente esta ecografía se realizaba exclusivamente por vía abdominal

b) El plano transtalámico incluye la visualización de astas frontales de los ventrículos laterales-cavum del septum pellucidum-tálamos-gyrus del hipocampo

c) Visualización de las órbitas ocupadas por cristalinos y estimación objetiva de la distancia interorbitaria

d) Observar la integridad y adecuada alineación de los tres segmentos de ambas extremidades superiores e inferiores (no es obligado contar los dedos)

C

Mujer de 35 años, primigesta de 20 semanas que acude a realizar la ecografía morfológica del 2º trimestre. Como hallazgos presenta un pliegue nucal de 7,8 mm. Se le ofrece amniocentesis para estudio del cariotipo. El resultado PCR-QF informa: compatible con una trisomía 21. Señale la respuesta CORRECTA:

a) Podemos diagnosticar una trisomía 21

b) Para la toma de decisiones es necesario esperar al diagnóstico por cariotipo

c) No deberíamos haber realizado la medición del pliegue nucal a estas semanas de gestación

d) Ninguna de las respuestas es correcta

A

Ante el hallazgo de una translucencia nucal por encima del percentil 99 para edad gestacional en el primer trimestre se desencadena una serie de pruebas, señale la FALSA:

a) En los casos en los que se realiza test genéticos como el estudio del Síndrome de Noonan y el resultado es negativo, se excluye la enfermedad dado que la sensibilidad de las pruebas es del 99%

b) Cada vez hay más evidencia de la asociación entre anomalías estructurales fetales y alteraciones cromosómicas detectadas por técnicas de microarray por lo que es recomendable su estudio

c) Hay que realizar una ecografía morfológica detallada a las 11-13+6 semanas junto con ecocardiografía fetal en las semanas 13-15 y 20

d) En caso de que la TN persista aumentada a las 15 semanas excluir causa infecciosa (serologías maternas de toxoplasma, citomegalovirus y Parvovirus B19)

A

¿Cuál de estas cardiopatías NO suele asociarse a hidrops?

a) Atresia pulmonar tipo II (válvula tricúspide incompetente)

b) Anomalía de Ebstein

c) Ninguna

d) A y B son correctas

D

Mujer de 40 años, gestación de 35 semanas mediante FIV. Hidroureteronefrosis bilateral progresiva detectada en la semana 21. El índice de líquido amniótico es 6. ¿Cuál es el manejo clínico más adecuado?

a) Control y parto a término

b) Finalización de la gestación

c) La indicación de finalización de la gestación a las 39 semanas

d) Ninguna es correcta

A

Señale la FALSA respecto a la ecografía del 1º trimestre:

a) Se acepta, en general, que la visualización de la anatomía fetal es superior en la 13ª semana de gestación frente a la 11ª semana, con el mismo rendimiento en la medición de la translucencia nucal

b) Es posible observar las órbitas con cristalinos y la integridad del labio superior

c) Se ha descrito que el ductus venoso podría aumentar las tasas de detección de las cardiopatías en un 11%

d) La vía vaginal permite completar la exploración en un 15-20% de los casos en que se utilizaba de primera intención la vía abdominal

A

Los criterios óptimos que se deben seguir para la medición correcta de la translucencia nucal son todos EXCEPTO:

a) LCR entre 45 y 84 mm

b) Feto en posición neutra y sección medio-sagital, utilizando como marcadores que deben visualizarse en el mismo plano la punta ecogénica de la nariz, la forma rectangular del paladar, el diencéfalo y la TN

c) Magnificación incluyendo solo cabeza y parte superior del tórax, identificación de la membrana amniótica separada del feto y de la posible interposición del cordón

d) Calipers on-on aumentando la ganancia y midiendo la zona de máxima sonolucencia

D

Mujer de 38 años acude a realizar la ecografía del primer trimestre. La ecografía muestra un CRL de 78 mm y un translucencia nucal de 3,1 (p95-97,5). Señale:

a) Se ofrecerá cariotipo mediante biopsia corial o amniocentesis

b) La decisión de realizar una prueba invasiva dependerá del riesgo ajustado de cromosomopatía tras el test combinado

c) En determinados contextos puede ser útil la valoración de los marcadores ecográficos de segunda línea

d) B+C

D

Oligoamnios. Polihidramnios

Se define como oligoamnios:

a) ILA (índice de líquido amniótico) 5-8

b) ILA<5

c) MCV (máxima columna vertical) <2

d) B+C

D

En relación al pronóstico de una gestación con oligoamnios señale la CORRECTA:

a) El pronóstico no depende de la causa

b) Una vez descartadas todas las causas, el pronóstico de un oligoamnios idiopático siempre es favorable

c) El desarrollo de hipoplasia pulmonar depende de la severidad del oligoamnios y las semanas de gestación al diagnóstico (<24 semanas), pero no del tiempo de evolución

d) En casos de debut precoz, la mortalidad perinatal por hipoplasia pulmonar puede situarse en un 15%, y los padres podrían acogerse a la interrupción legal del embarazo

D

El polihidramnios se produce por un desequilibrio entre las entradas y las salidas de LA a favor de las primeras. Señale a opción CORRECTA:

a) Hasta el 75 % de los polihidramnios son idiopáticos y en el restante 25% se puede identificar una causa (materna, fetal o placentaria)

b) Pensaremos más en malformaciones como causa de polihidramnios ante una aparición tardía y evolución lenta

c) Los inhibidores de las Prostaglandinas son fármacos que disminuyen el filtrado glomerular fetal disminuyendo secundariamente la cantidad de orina fetal, favorecen la reabsorción pulmonar de LA y el paso del mismo a través de las membranas

d) El amniodrenaje es un tratamiento sintomático para disminuir la sintomatología materna y la amenaza de parto prematuro. Por ese motivo no se realizarán amniodrenajes más allá de la semana 38

C

Se define polihidramnios:

a) ILA (índice de líquido amniótico) 18-25

b) ILA >25

c) MCV (máxima columna vertical) >6

d) B+C

B

Señale la respuesta FALSA en relación al oligoamnios:

a) Alrededor de un 20% son de causa idiopática

b) La causa más frecuente es la rotura prematura de membranas

c) La toma de fármacos inhibidores de la enzima convertidora de angiotensina es una de las posibles causas

d) Si el origen es idiopático, se realizarán controles semanales hasta la semana 37, posteriormente dos veces a la semana y se finalizará la gestación a la 40 semana

A

Respecto al polihidramnios señale la respuesta ERRÓNEA:

a) El pronóstico depende de la causa

b) Existe mayor riesgo de parto prematuro (11-29%), ruptura prematura de membranas, muerte fetal o neonatal

c) En el polihidramnios idiopático no parece existir un mayor riesgo de complicaciones perinatales ni un mayor riesgo de mortalidad perinatal

d) Para establecer los controles en una gestación con polihidramnios se tiene en cuenta la severidad del cuadro

C

La Indometacina es el fármaco del cual se dispone de más experiencia en el tratamiento del polihidramnios. Señale la FALSA:

a) Se utiliza a dosis de 50 mg/8-12 horas durante un periodo máximo de 5-7 días

b) Se realizará el tratamiento bajo estricto control ecocardiográfico (en 24-48 horas y a los 4 días de iniciar el tratamiento; si normal, control semanal) para detectar precozmente una posible restricción del ductus arterioso

c) En caso de que aparezca restricción del ductus arterioso disminuir la dosis

d) Los signos sugestivos de restricción del ductus arterioso son: aparición de una insuficiencia tricúspidea significativa (velocidades superiores a 200 cm/s y duración durante toda la sístole) y/o un índice de pulsatilidad de ductus arterioso inferior a 1

C

Puedes ser causantes de polihidramnios las siguientes situaciones, EXCEPTO:

a) Valvas uretrales posteriores

b) Teratoma sacrococcígeo

c) MAQ

d) Acondroplasia

A

Respecto a las alteraciones del líquido amniótico, señale la respuesta INCORRECTA:

e) Ante un oligoamnios precoz de causa no placentaria se debe plantear un estudio de cariotipo

f) Ante un polihidramnios severo, precoz y evolución rápida pensaremos en una malformación fetal, la más frecuente es la obstrucción alta de tubo digestivo

g) La infección por CMV es una de las causas de alteraciones del líquido amniótico desarrollando cuadros de oligoamnios pero no de polihidramnios

h) La medición de la longitud cervical por ecografía vaginal puede formar parte del seguimiento de las pacientes que presentan un polihidramnios

C

El amniodrenaje es un tratamiento sintomático para las mujeres que presentan una gestación con polihidramnios, señale la opción INCORRECTA:

a) Uno de los objetivos es disminuir la sintomatología materna y otro disminuir la amenaza de parto prematuro

b) Entre las recomendaciones sobre cuando realizar un amniodrenaje se encuentran: polihidramnios severo y longitud cervical inferior a 15 mm; discomfort materno importante (sensación de disnea o dinámica uterina clínica) independientemente de la severidad del polihidramnios

c) Respecto a la técnica se recomienda una aspiración del líquido amniótico bajo control ecográfico, a una velocidad lenta para disminuir el número de complicaciones posibles y bajo visión directa por ecografía durante todo el proceso

d) Existen complicaciones descritas relacionadas con la técnica como el desprendimiento de placenta, rotura prematura de las membranas y bradicardia fetal; complicaciones que pueden presentarse hasta en un 3.1% de los casos

C

Crecimiento intrauterino restringido

En relación al CIR de aparición precoz, señale la FALSA:

a) Representa el 20-30% de todos los CIR

b) El CIR precoz se presenta asociado a preeclampsia (PE) precoz hasta en el 10% de los casos

c) Está relacionado con una insuficiencia placentaria severa y con la hipoxia fetal crónica

d) La preeclampsia puede distorsionar la historia natural y el deterioro fetal puede aparecer de manera inesperada

B

Señale la FALSA respecto a los fetos CIR y su clasificación.

a) Se diferencia entre CIR de aparición precoz y CIR de aparición tardía

b) El problema en el caso de diagnóstico de un CIR de aparición precoz es el manejo

c) El CIR de aparición precoz es más frecuente que el CIR de aparición tardía

d) El CIR de aparición tardía presenta una baja mortalidad, pero es causa frecuente de éxitus fetal

C

Cuando se indica finalizar la gestación en un feto CIR se puede plantear la vía vaginal o la vía abdominal. Señale la INCORRECTA:

a) Ante la presencia de flujo diastólico umbilical reverso se aconseja realizar una cesárea electiva. (Grado de recomendación C)

b) Cuando el flujo diastólico umbilical está conservado, se puede plantear una inducción del parto, siempre bajo un estricto control fetal. (Grado de recomendación B)

c) Los fetos con signos de redistribución cerebral presentan mayor probabilidad de cesárea urgente

d) En el caso de necesitar maduración cervical, los métodos mecánicos comparados con las prostaglandinas presentan una eficacia y frecuencia similar de alteraciones cardiotocográficas e hiperestimulación

D

Se han descrito una serie de complicaciones neonatales más frecuentes en fetos pequeños para edad gestacional. Señale la INCORRECTA:

a) Hipertermia

b) Hipoglucemia

c) Enterocolitis necrotizante

d) Policitemia

A

La adaptación cardiovascular del feto CIR de aparición precoz se caracteriza por ser:

a) Sistémica

b) Central

c) Brusca

d) Ninguna de las anteriores

A

El defecto de crecimiento fetal se define por la imposibilidad de alcanzar el potencial de crecimiento. Para su reconocimiento se emplea comúnmente el peso fetal estimado según edad gestacional y sexo y el doppler. Señale la INCORRECTA en relación al feto CIR:

a) Peso fetal estimado por ecografía por debajo del percentil 3 para edad gestacional y sexo, independientemente de la presencia de alteración hemodinámica Doppler

b) Peso fetal estimado por ecografía entre el percentil 3 y 10 para edad gestacional y sexo e índice de pulsatilidad (IP) de la arteria umbilical por encima del percentil 95

c) Peso fetal estimado por ecografía entre el percentil 3 y 10 para edad gestacional y sexo y/o IP medio de las arterias uterinas por debajo del Percentil 95

d) Peso fetal estimado por ecografía entre el percentil 3 y 10 para edad gestacional y sexo y Doppler de la arteria cerebral y/o índice cerebroplacentario (ICP) por debajo del percentil 5 para la edad gestacional

C

En la valoración de un feto CIR se realiza durante la ecografía estudio Doppler de diferentes vasos fetales. ¿Cuál de ellos proporciona a la vez información tanto para el diagnóstico como para el pronóstico?

a) Ductus venoso

b) Arteria cerebral media

c) Índice cerebro-placentario

d) Arteria umbilical

D

El punto de corte para definir CIR de inicio precoz versus CIR de inicio tardío se ha establecido:

a) Objetivamente a las 32-34 semanas al diagnóstico

b) A las 37 semanas al parto

c) Ninguna es cierta

d) A+B

B

Las modificaciones en la velocidad de la onda de flujo normal de la arteria umbilical son consecuencia de la vasoconstricción de las vellosidades terciarias. Esto se visualiza objetivando un aumento en los índices de resistencia e impedancia. Señale la afirmación INCORRECTA:

a) Los patrones de ausencia e inversión de la velocidad telediastólica umbilical se correlacionan con un riesgo relativo de mortalidad perinatal de 4 y 10,6 respectivamente

b) El control Doppler de la arteria umbilical mejora significativamente en el resultado perinatal, con una reducción global de la mortalidad del 30%, disminución del 44% de los ingresos maternos y del 13% de los ingresos neonatales, así como una reducción del 22% en las inducciones y cesáreas por riesgo de pérdida de bienestar fetal

c) Se puede considerar que el Doppler de arteria umbilical es una prueba imprescindible dentro del diagnóstico y control en el manejo de fetos PEG. (Grado de recomendación C)

d) En los fetos PEG con Doppler umbilical normal, el control ecográfico ambulatorio cada dos semanas es una opción segura. (Grado de recomendación B)

C

¿Qué porcentaje de casos de fetos CIR sin anomalías estructurales se asocian a alteraciones del cariotipo?

a) 2%

b) 10%

c) 35%

d) 50%

A

Isoinmunización en el embarazo

Señale la INCORRECTA:

a) La causa más frecuente de isoinmunización en el recién nacido se debe al desarrollo de anticuerpos frente al grupo ABO

b) El mecanismo de sensibilización frente al antígeno D se produce durante el embarazo y el parto

c) Los hematíes fetales poseen capacidad antigénica desde las 5ª semana de embarazo

d) Existe un aumento relativo en el número de isoinmunización no Rh en los últimos años

C

La isoinmunización consiste en la producción materna de anticuerpos contra antígenos de membrana de hematíes fetales que no están presentes en la madre. En relación a los factores de riesgo señale la INCORRECTA:

a) Uno de los factores de riesgo es que la madre y el feto sean incompatibles en el sistema ABO

b) El factor más importante es el parto y el alumbramiento

c) La gestación múltiple es un factor de riesgo

d) Complicaciones hemorrágicas como el desprendimiento de placenta o la placenta previa son factores de riesgo

A

La VSM-ACM ha demostrado:

a) Ser un marcador precoz

b) Ser un marcador con baja variabilidad inter e intraobservador

c) Poseer una mayor tasa de falsos positivos a partir de la semana 34 de gestación.

d) Todas son correctas

D

Se han descrito marcadores ecográficos no Doppler en la anemia fetal, dentro de las siguientes afirmaciones señale la CORRECTA:

a) Un grosor placentario >2 cm es indicativo de posible anemia fetal

b) Un derrame pericárdico mayor de 1 mm es un hallazgo temprano sugestivo de descompensación fetal

c) El signo del doble intestino es un hallazgo tardío de ascitis fetal

d) Una relación diámetro biventricular / diámetro biparietal mayor del p95 para la edad gestacional implica una incidencia aumentada de transfusión neonatal

D

El patrón oro para el diagnóstico de la anemia fetal es la cordocentesis y si se confirma la anemia fetal moderada-severa se realiza transfusión fetal intrauterina:

a) La complicación de la cordocentesis más frecuente es el agravamiento de la inmunización y la complicación más frecuente de la trasfusión es la hemorragia fetoplacentaria

b) La transfusión fetal comúnmente se realiza a través de la arteria umbilical

c) Para el cálculo de volumen a trasfundir se utiliza una fórmula y su resultado es inversamente proporcional al volumen fetoplacentario

d) Se utiliza sangre AB Rh negativo

A

Es necesaria la prevención de la isoinmunización mediante la administración de gammaglobulina anti D en las siguientes situaciones, EXCEPTO:

a) Versión cefálica externa en mujer gestante con grupo A Rh negativo

b) Parto por cesárea en una mujer gestante con grupo 0 Rh negativo y recién nacido A Rh positivo

c) Mujer con grupo A Rh negativo y diagnosticada y tratada de una mola completa

d) Tras realizar amniocentesis en una gestante de 16 semanas con grupo B Rh negativo

C

Una de las ventajas de la aplicación del Doppler fetal es la medición de la Velocidad sistólica media en la arteria cerebral media (VSM-ACM) ya que presenta una correlación inversamente proporcional entre la velocidad y los niveles de hemoglobina en sangre fetal. Es esencial que la técnica se realice de forma correcta, para ello:

a) El feto no se debe encontrar en fase de descanso

b) La muestra Doppler se debe ubicar en el tramo de la ACM comprendido en los 4 mm proximales a su origen

c) El ángulo de insonación debe ser menor a 15º

d) Las ondas deben ser similares entre sí, se mide la velocidad máxima de la menor y se repite al menos 3 veces

C

Para la realización de las transfusiones intrauterinas, señale la INCORRECTA:

a) Conviene la maduración pulmonar de aquellos fetos por encima de 24 semanas antes de la transfusión

b) Solicitar sangre del grupo O Rh negativo

c) Realizar ecografía para realizar medición de la longitud cervical, estimación del peso fetal, visualizar la inserción placentaria del cordón y el trayecto de la vena umbilical

d) Si se realiza en la vena umbilical tiene menos riesgo de bradicardia fetal y hemorragia frente a su realización en el trayecto intrahepático

D

¿Cuál de los siguientes antígenos puede causar enfermedad hemolítica del recién nacido grave?:

a) Rh e

b) Kell Jsa

c) Kidd Jkb

d) Rh E

D

Tras un test de Coombs indirecto positivo por primera vez, se realiza la titulación de los anticuerpos. ¿A partir de qué valor podemos considerar crítico en relación al riesgo de anemia fetal?

a) 1:4

b) 1:16

c) 1:8

d) 1:64

B

Capítulo 3. Enfermedades infecciosas durante la gestación. Marta Mª Castillo Núñez y María González García

Enfermedades de transmisión vertical I

¿Cuál es el riesgo de transmisión vertical al recién nacido en el caso de presencia de lesiones de herpes genital recurrente tras parto vaginal?

- a) 0.5%
- b) 1-3%
- c) 10%
- d) 50%

B

En relación al Parvovirus, señale la INCORRECTA:

- a) Es el causante del megaeritema epidémico o quinta enfermedad
- b) Se trata de un virus teratogénico
- c) Se caracteriza por ser capaz de producir a nivel fetal una anemia aplásica
- d) La probabilidad de hidrops fetal y muerte intraútero es muy baja por encima de las 20 semanas

B

La varicela es una enfermedad exantemática infecto-contagiosa causada por un DNA virus de la familia Herpesviridae. Durante el embarazo se puede transmitir por vía fetoplacentaria y su transmisión perinatal cerca del momento del parto puede producir una afectación neonatal grave. Señale la CORRECTA:

   a) El 50% de la población adulta presenta inmunidad celular frente al virus

   b) El periodo de mayor riesgo de infección neonatal es desde 2 días antes a 5 días después del parto

   c) El aciclovir oral administrado a una gestante con varicela previene la transmisión fetal del virus

   d) La neumonía varicelosa presenta una mortalidad del 3% a pesar del tratamiento

D

Una mujer de 31 años, secundigesta de 25 semanas acude con un exantema sugestivo de varicela de 24 horas de evolución. Está muy preocupada por el embarazo actual y porque su hijo de dos años sigue lactando, señale la INCORRECTA:

   a) No es necesario interrumpir la lactancia

   b) Con intención de prevenir la transmisión fetal se puede prescribir aciclovir vía oral 800 mg 5 veces al día durante 5 días

   c) Se le informará que el riesgo de transmisión es del 2%

   d) Se procederá al ingreso hospitalario si presenta rash hemorrágico

C

Mujer de 25 años, gestante de 38 semanas que acude en trabajo de parto con bolsa rota y 6 centímetros de dilatación. Como antecedentes de interés presenta una primoinfección herpética genital hace 4 semanas que fue tratada correctamente con aciclovir oral presentando buena evolución con curación de las lesiones. Actualmente no presenta úlceras genitales. Cultivo frente al EGB positivo. ¿Cuál es la actitud más adecuada?

a) Esperar evolución espontánea del parto bajo cobertura antibiótica profiláctica frente a EGB

b) Cesárea con profilaxis antibiótica frente a EGB

c) Estimulación con oxitocina

d) Ninguna es correcta

C

Señale la CORRECTA en relación a la toxoplasmosis y el embarazo:

a) IgG positiva con alta avidez indica que la infección ha ocurrido al menos hace 3-4 meses

b) La detección del parasito en líquido amniótico es sinónimo de afectación fetal severa

c) El estudio del toxoplasma mediante PCR del líquido amniótico tiene menor sensibilidad que cuando se realiza postnatalmente en PCR sangre u orina

d) Hay evidencia sobre su asociación a crecimiento intrauterino retardado

A

En relación a la toxoplasmosis señale la FALSA:

a) El riesgo de transmisión fetal se incrementa con la edad gestacional, disminuyendo el riesgo de afectación fetal

b) El cribado de toxoplasma está indicado durante la gestación en aquellas zonas con baja prevalencia

c) La tétrada clásica de SABIN consiste en calcificaciones intracraneales, hidrocefalia, coriorretinitis y convulsiones

d) La manifestación más frecuente es la coriorretinitis

B

La rubeola es una enfermedad viral de transmisión respiratoria producida por un virus RNA de la familia Togaviridae. Se trata de una enfermedad generalmente autolimitada y leve. Señale la CORRECTA:

a) El riesgo de transmisión fetal es máximo en el primer trimestre (90%) y tras él, vuelve a repuntar después de las 36 semanas de gestación (60%)

b) Si se administra una vacuna frente a rubeola se debe desaconsejar la gestación durante 6 meses

c) Además de la tríada de Gregg característica (cardiopatía, microcefalia, cataratas, microoftalmia) es causa de crecimiento intrauterino retardado

d) A y C son correctas

C

Gestante de 10 semanas diagnosticada de Rubeola materna confirmada. Señale la opción CORRECTA:

a) Es necesario estudio de transmisión fetal mediante amniocentesis

b) Es necesario informar que el porcentaje de afectación fetal es entorno al 50%

c) Ofrecer Interrupción Legal de Embarazo

d) Ninguna es correcta

C

En relación al Citomegalovirus, señale la respuesta CORRECTA:

a) El citomegalovirus es un virus DNA causante de una de las infecciones congénitas más frecuentes

b) La infección materna primaria durante la gestación produce una transmisión vertical global del 40%

c) Existen casos descritos con infección pregestación hasta 4 meses antes del embarazo con transmisión vertical al recién nacido

d) Todas son correctas

D

Enfermedades de transmisión vertical II

Respecto al embarazo en una gestante VIH, sabemos que:

a) Estas mujeres presentan mayor tasa de falsos positivos en el cribado combinado del primer trimestre

b) La amniocentesis está contraindicada en todos los casos

c) En caso de atonía uterina en pacientes tratadas con inhibidores de proteasas está contraindicado el misoprostol

d) El riesgo de transmisión está relacionado con la carga viral, pero no con el número de CD4

A

El tratamiento antirretroviral materno con el único objetivo de disminuir la transmisión vertical puede considerarse en la actualidad en algunos casos:

a) Hijo previo infectado en gestante con DNA VHB positivo.

b) Carga viral VHB mayor de 10000000 U/ml

c) El fármaco de elección es el Tenofovir y se debe comenzar a partir de la 28 semana de gestación y mínimo mantener hasta 4 meses postparto

d) Todas son correctas

D

El cribado de VHC en mujeres embarazadas debe ofrecerse a:

a) VIH

b) Portadora de tatuajes

c) A todas las mujeres

d) A + B

D

El riesgo de transmisión vertical en una mujer diagnosticada de sífilis primaria en ausencia de tratamiento es:

a) 10%

b) 40%

c) 50%

d) 20%

C

Una de las siguientes situaciones implica mayor riesgo de sífilis congénita, señálela:

a) Diagnostico en el 2º trimestre

b) Parto antes de un mes del tratamiento

c) Diagnostico en el 1º trimestre

d) Ninguna de las anteriores

B

Mujer de 38 años, VIH desde hace 5 años a tratamiento antirretroviral con triple terapia, gestante de 38 semanas acude en trabajo de parto:

a) A su llegada se iniciará perfusión de Ziduvudina intravenosa para disminuir el riesgo de transmisión durante el parto

b) Si la carga viral es indetectable, existe un buen control gestacional y correcto cumplimiento terapéutico se continuará con el parto vaginal

c) La preeclampsia sería una de las complicaciones más frecuentes observadas en mujeres con TAR

d) B + C

D

En el caso de un diagnóstico de sífilis durante el embarazo:

a) Si no hay seguridad de tratamiento anterior, es necesario tratar

b) Ante el diagnostico de una sífilis 1º o 2º o latente precoz el tratamiento es una dosis de penicilina G benzatina 2,4 millones intramuscular

c) Cuando se administra a partir del 2º trimestre existe riesgo de una reacción llamada Jarisch-Herxheimer y cuyo tratamiento es finalizar la gestación

d) A+B

D

En las mujeres VIH gestantes existe más riesgo de:

a) Preeclampsia

b) Diabetes gestacional con el uso de los inhibidores de proteasas

c) Prematuridad

d) Todas son correctas

D

En ocasiones, en una mujer gestante con VHB es necesario el tratamiento retroviral durante el embarazo:

a) Ante complicaciones clínicas como cirrosis

b) Cuando la infección está en fase inmunoactiva

c) Cuando precisa tratamiento inmunosupresor

d) Todas son correctas

D

La Listeria monocytogenes es un bacilo Gram positivo que puede causar infección congénita. Señale la FALSA:

a) La infección materna suele cursar con un cuadro pseudogripal inespecífico

b) Globalmente el porcentaje de mortalidad fetal o neonatal es del 40%

c) En su forma de presentación precoz a nivel neonatal se tratan de patos prematuros con fiebre materna y líquido amniótico teñido

d) Ante un diagnóstico de infección intrauterina, el tratamiento es la finalización del embarazo independientemente de la edad gestacional

D

Enfermedades tropicales en Obstetricia

La malaria durante el embarazo, señalar la FALSA:

a) La anemia materna es una de las complicaciones más importantes y además se asocia a mayor riesgo de complicaciones perinatales: aborto, muerte fetal, retraso de crecimiento y parto prematuro

b) La malaria se debe tratar como una urgencia médica con fármacos antimaláricos y tratamiento de soporte

c) La quimioprofilaxis con sulfaxoina/pirimetamina en gestantes en áreas endémicas no ha demostrado reducir el riesgo de anemia materna ni de bajo peso al nacer

d) Las embarazadas deben evitar el viaje a zonas endémicas

C

Durante la ecografía del segundo trimestre se sospecha una alteración en el desarrollo del cuerpo calloso a nivel fetal. ¿A que puede ser debido a?:

a) Virus Zika

b) Síndrome alcohólico fetal

c) CMV

d) Todos los anteriores

D

Señale la INCORRECTA:

a) En una mujer con diagnóstico de ébola y aborto en curso se deber realizar siempre un legrado obstétrico evacuador

b) En una mujer gestante de 34 semanas con un alto riesgo de contaminación por contacto se debe plantear la inducción del parto con el fin de disminuir la afectación fetal si posteriormente la mujer desarrolla la enfermedad

c) El uso de preservativo en caso de una mujer tras la infección debe ser al menos de 3 meses y en el caso del hombre infectado 9 meses

d) La decisión de realizar una cesárea debe ser considerando únicamente la indicación materna

A

Las medidas de activación recomendadas en el parto de una gestante con diagnóstico de ébola incluyen todas las siguientes EXCEPTO:

a) Administración de antibióticos de amplio espectro

b) Asistencia al parto desde el lateral de la paciente

c) En el caso de desgarro vaginal en el parto, aplicar medidas compresivas y reparación solo si existe hemorragia excesiva

d) Todas son correctas

D

El ébola es una enfermedad causada por un virus RNA de la familia filoviridae que cursa con un cuadro de fiebre hemorrágica. Los brotes epidémicos a nivel de África occidental han sido foco de preocupación y alarma. Señale la respuesta INCORRECTA respecto a esta enfermedad:

a) Se recomienda suspender la lactancia materna durante el brote aguda y al menos hasta 2 semanas después de la curación

b) La mortalidad es elevada (40%), siendo mayor durante el embarazo

c) En la mujer gestante existe un elevado riesgo de aborto, hemorragia obstétrica y mortalidad perinatal

d) Durante el trabajo de parto en una mujer afecta de la enfermedad se recomienda la monitorización continua y una actitud activa durante el mismo.

D

Enfermedad de Chagas y embarazo:

a) Es una enfermedad causada por un virus

b) No es recomendable suspender la lactancia materna

c) En la mujer embarazada con serología positiva no se debe descartar afectación cardiaca

d) En la mujer embarazada el tratamiento se realiza con Benznidazol

B

Virus Zika y embarazo, señale la INCORRECTA:

a) Se desconoce el tiempo que ha de esperar una mujer entre la infección o exposición a Zika y una gestación

b) La vía vaginal para finalizar la gestación está contraindicada

c) Se desconoce la probabilidad de afectación fetal en una gestante infectada

d) El seguimiento recomendado en caso de infección materna confirmada o dudosa es mediante ecografías seriadas

B

Virus Zika y embarazo, señale la INCORRECTA:

a) En mujeres infectadas por el virus Zika, la lactancia materna no está contraindicada

b) La infección durante el embarazo se asocia a microcefalia, atrofia cerebral, calcificaciones intracraneales, ventriculomegalia, lisencefalia, polimicrogiria, agenesia de cuerpo calloso e hipoplasia cerebelosa

c) La PCR-ZR en líquido amniótico presenta una alta sensibilidad y especificidad

d) Si una mujer embarazada presenta síntomas de la infección con antecedente de exposición reciente es recomendable realizar determinación VZ-PCR en suero y en orina hasta 15 días después

C

El dengue es una infección causada por un arbovirus cuyo vector es el mosquito *Aedes spp* y que presenta un amplio espectro de manifestaciones clínicas. Señale la INCORRECTA:

a) Se diferencian 3 fases en la enfermedad: fase febril, fase crítica y fase de recuperación

b) El diagnóstico durante la fase aguda consiste en la detección del virus y en la fase de convalecencia temprana IgM/IgG

c) Durante su tratamiento es preciso una adecuada hidratación oral, tratamiento sintomático evitando AAS, AINES y corticoides

d) No existe una vacuna frente a esta enfermedad

D

En relación al dengue durante el embarazo, señale la INCORRECTA:

a) Están descritas la presencia de malformaciones fetales tras infección durante la gestación

b) La tasa de transmisión vertical varia de 1.7-6.8%, especialmente en el tercer trimestre

c) Existen similitudes clínicas y/o de laboratorio con patologías como hiperemesis gravídica, preeclampsia/eclampsia y síndrome de HELLP

d) Se ha relacionado con complicaciones como abortos, aumento de hemorragia durante o después el parto, preeclampsia, parto prematuro y bajo peso al nacer

A

Capítulo 4. Patología médica y embarazo. María González García y Marta Mª Castillo Núñez

Infección urinaria y gestación

Para el tratamiento de la bacteriuria asintomática durante el embarazo:

a) Una de las pautas de tratamiento es cefuroxima 250mg/12horas durante 7 días

b) No es necesario realizar urocultivo de control

c) Se puede utilizar fosfomicina 3g en dosis única, pero la tasa de erradicación es <85%

d) Si se realiza el tratamiento correctamente, las recurrencias son muy bajas

A

En el tratamiento de la pielonefritis aguda:

a) Se necesita una pauta antibiótica de 7 días

b) Se puede iniciar la pauta de antibiótico vía oral

c) Amoxicilina/clavulánico es un antibiótico válido para el tratamiento

d) Si tenemos antibiograma, no es necesario realizar urocultivo de control

C

Gestante de 33 semanas ingresada con diagnóstico de pielonefritis aguda a tratamiento con cefuroxima 750mg/8horas vía intravenosa. Tras dos días de tratamiento persiste fiebre de 38º, ¿cuál sería el siguiente paso a realizar?

a) Esperar el resultado del urocultivo para comprobar el antibiograma y ajustar el tratamiento

b) Agregar gentamicina al tratamiento antibiótico intravenoso

c) Solicitar una ecografía renal para descartar una obstrucción o un absceso

d) Aumentar el aporte hídrico con sueroterapia

C

Gestante con urocultivo en primer trimestre positivo para *Estrepcoccus agalactiae* (>100.000 UFC/ml). ¿Cuál sería la actitud?

a) Tratamiento en el momento actual y recogida de exudado vaginorectal en semana 36 como el resto de gestantes

b) Tratamiento en el momento actual y considerar a la gestante como portadora en el momento del parto

c) No precisa tratamiento actualmente pero se considerará como portadora en el momento del parto

d) No precisa tratamiento y se recogerá exudado vaginorectal en semana 36 como el resto de gestantes

B

Señale la FALSA respecto a la pielonefritis aguda:

a) El germen causante más frecuente es *Escherichia coli*

b) Se afecta más frecuentemente el lado izquierdo

c) Suele presentarse durante el segundo-tercer trimestre

d) Es una de las indicaciones más frecuentes de hospitalización durante la gestación

B

La recogida de la orina para su cultivo debe ser cuidadosa para evitar su contaminación. Todas las siguientes son instrucciones correctas para su recogida EXCEPTO:

a) Higiene rigurosa de los genitales previo a la recogida

b) Recoger la primera orina de la mañana

c) Conservar a temperatura ambiente hasta su entrega

d) Recoger la parte media de la micción

C

¿Cuál de los siguientes factores pueden aumentar la frecuencia de bacteriuria asintomática en el embarazo?

a) Diabetes

b) Infección urinaria previa

c) Multiparidad

d) Todos los anteriores

D

En cuanto a la bacteriuria asintomática durante la gestación, señale la FALSA:

a) La frecuencia de aparición es mayor que en las mujeres no gestantes

b) Se recomienda el cribado en todas las mujeres durante el primer trimestre

c) Su tratamiento adecuado previene la pielonefritis

d) Para el diagnóstico se precisa un urocultivo con >100.000 UFC/ml de un único germen uropatógeno en una paciente sin clínica

A

La cistitis durante el embarazo:

a) Se desarrolla a partir de una bacteriuria asintomática previa

b) Para confirmar el diagnóstico se precisa un urocultivo con >100.000 UFC/ml junto con clínica sugestiva

c) La clínica característica es disuria, polaquiuria, tenesmo vesical y dolor suprapúbico y en la uretra

d) Todas son correctas

C

Los cambios fisiológicos del tracto urinario durante el embarazo son importantes. Entre ellos se encuentran todos los siguientes EXCEPTO:

a) Dilatación bilateral y progresiva de los uréteres

b) Disminución del peristaltismo ureteral

c) Aumento de la capacidad vesical

d) Acidificación del ph de la orina

D

Tiroides y gestación

Paciente de 35 años que acude a la consulta preconcepcional. Entre sus antecedentes personales, se encuentra un hipotiroidismo subclínico desde hace 6 años que trata con Eutirox 75 1/24h. Aporta analítica realizada en su centro de salud con TSH 3,2 y hormonas tiroideas dentro de límites normales. ¿Qué le recomendaríamos?

a) Dejar el tratamiento en cuanto tenga test de embarazo positivo por lo menos durante el primer trimestre

b) Seguir con el tratamiento y ajustar en función de analíticas que realizará durante la gestación

c) Aumentar la dosis de Eutirox hasta conseguir una TSH <2,5 mUI/L y posteriormente intentar gestación

d) Duplicar la dosis ya que durante la gestación las necesidades se duplican

C

Entre los síntomas que puede desarrollar una gestante con hipotiroidismo se encuentran los siguientes EXCEPTO:

a) Taquicardia

b) Astenia

c) Pérdida de pelo

d) Calambres musculares

A

En cuanto a la patología tiroidea y la gestación señale la FALSA:

a) Tanto el hipo como el hipertiroidismo pueden tener su primera manifestación durante el embarazo

b) A pesar de aumentar las necesidades, los valores de referencia de TSH son los mismos que fuera de la gestación

c) Los requerimientos de levotiroxina aumentan precozmente en la gestación, en torno a las 4-6 semanas

d) En zonas con yododeficiencia, aumenta la incidencia de alteraciones tiroideas

B

Primigesta de 9 semanas de amenorrea con TSH suprimida y T4 en el límite alto de la normalidad. Anticuerpos antitiroideos negativos. Asintomática y sin antecedentes previos de alteraciones tiroideas. ¿Qué podemos afirmar sobre el cuadro clínico que presenta la paciente?

a) Lo más probable es que se trate de un hipertiroidismo gestacional transitorio

b) Hasta que se normalice la función tiroidea es necesario instaurar tratamiento

c) Es preciso realizar una ecografía de tiroides para el diagnóstico diferencial

d) Todas las anteriores son ciertas

A

La tiroiditis postparto se caracteriza por:

a) Es la disfunción tiroidea que se produce tras el parto en mujeres hipotiroideas durante la gestación

b) Se presenta en dos fases, una primera de hipotiroidismo por la caída de producción tras el parto y una segunda de hipertiroidismo porque el tiroides intenta compensar

c) En todos los casos precisa tratamiento

d) En pacientes con riesgo, se recomienda determinar TSH a los 3 y 6 meses postparto

D

En cuanto al tratamiento del hipertiroidismo durante la gestación con fármacos antitiroideos, señale la CIERTA:

a) Los fármacos antitiroideos no se pueden administrar durante el primer trimestre, por el riesgo de malformaciones congénitas

b) La monitorización del tratamiento se hará en función de los niveles de hormonas tiroideas (T3l y T4)

c) El objetivo del tratamiento es mantener unos niveles de T4 en el límite superior de la normalidad, con la mínima dosis posible de fármaco

d) Los requerimientos de fármacos van aumentando a medida que avanza la edad gestacional

C

Las siguientes pacientes tienen un riesgo aumentado de disfunción tiroidea durante la gestación EXCEPTO:

a) Hipertensión arterial

b) Historia familiar de disfunción tiroidea

c) Diabetes mellitus tipo I

d) IMC>40

A

En el caso de una gestante con un proceso tiroideo que requiera cirugía, debemos considerar:

a) Se recomienda realizar lo más precoz que se pueda durante la gestación, para minimizar el riesgo de complicaciones

b) Se debe realizar previamente un estudio completo: ecográfico, de función tiroidea y si es preciso PAAF

c) La tiroidectomía tiene el mismo riesgo que en las pacientes no gestantes

d) Todas son falsas

B

Entre los signos ecográficos de hipertiroidismo fetal se encuentran los siguientes EXCEPTO:

a) Taquicardia fetal

b) Macrosomía

c) Bocio fetal

d) Hidrops fetal

B

Gestante de 10 semanas de amenorrea que acude a la consulta derivada de la matrona por resultado de TSH 4,5 en analítica del primer trimestre. Asintomática. ¿Qué le recomendaríamos?

a) Realizar una segunda determinación en dos semanas y si se confirma, iniciar tratamiento

b) Iniciar la toma de Eutirox por la mañana, 30 minutos antes de desayunar

c) Realizar controles periódicos de TSH durante la gestación, uno por trimestre

d) Todas son falsas

B

Diabetes en el embarazo

En el caso de la diabetes mellitus pregestacional durante el embarazo, señale la CORRECTA:

a) En las mujeres tratadas con insulina, se recomienda la utilización de dosis múltiples en pauta bolo-basal

b) Si no aparecen episodios sintomáticos de hipoglucemia, no son necesarios autocontroles periódicos

c) En las mujeres tratadas con antidiabéticos orales, si tienen buen control metabólico se recomienda seguir con la misma pauta durante la gestación

d) Una vez alcanzado un buen control de las glucemias, las necesidades se mantienen constantes durante toda la gestación

A

¿Cuándo realizaremos el test de O'Sullivan a una gestante?

a) Durante el primer trimestre en gestantes de alto riesgo (obesidad, antecedentes familiares...)

b) Durante el segundo trimestre a todas las gestantes

c) Durante el tercer trimestre si no han realizado la prueba previamente

d) En todos los casos anteriores

D

El riesgo de malformaciones está aumentado en aquellas gestantes con diabetes mellitus pregestacional que asocien además, señale la FALSA:

a) Aumento progresivo de los requerimientos de insulina

b) Biometría embrio-fetal por debajo de la media

c) Cetoacidosis

d) Hidramnios

A

¿Cuál de los siguientes NO es un objetivo de control metabólico en las gestantes con diabetes mellitus gestacional?

a) Glucemia basal <80 mg/dl

b) Glucemia 1hora postprandial <140 mg/dl

c) Glucemia 2horas postprandial <120 mg/dl

d) Ausencia de hipoglucemias

A

Las mujeres con diabetes mellitus pregestacional se benefician de una visita preconcepcional, en la que deberemos incluir todos los siguientes EXCEPTO:

a) Toma de tensión arterial

b) Evaluación del fondo de ojo

c) Realización de una radiografía simple de tórax

d) Determinación de excreción urinaria de albúmina

C

La diabetes mellitus durante el embarazo es un factor de riesgo para el desarrollo de complicaciones en la madre y en el feto. Todas las siguientes son complicaciones potenciales de la diabetes mellitus gestacional EXCEPTO:

a) Polihidramnios

b) Malformaciones fetales

c) Macrosomía

d) Inmadurez fetal

B

¿Qué actitud tomaremos en las gestantes con diabetes gestacional en el postparto?

a) Tendremos que realizar un control estricto en el postparto inmediato por el riesgo de hipoglucemia

b) Si precisaba tratamiento con insulina debemos mantenerlo en el postparto; si no, puede volver a una dieta basal

c) Se realizará la reclasificación metabólica de la diabetes a partir de las 6-8 semanas postparto y/o tras finalizar lactancia con una sobrecarga de 75 gramos

d) Si se normaliza el perfil glucémico, no es necesario que la paciente realice ninguna otra revisión

C

Gestante de 32+4 semanas que ingresa con diagnóstico de amenaza de parto pretérmino, pautándose tratamiento con corticoides para la maduración pulmonar y atosibán para la tocolisis. Diabetes gestacional a tratamiento con insulina. ¿Cómo deberemos realizar el manejo metabólico?

a) El tratamiento es erróneo; las gestantes diabéticas que precisan insulina no pueden recibir tratamiento con corticoides por el riesgo de alteraciones glucémicas

b) Deberemos aumentar la pauta de insulina y ajustarla según las glucemias

c) No es preciso modificar la pauta de insulina ya que se trata de dosis puntuales de corticoides

d) Ninguna de las anteriores es correcta

B

Definimos diabetes mellitus gestacional como aquella que:

a) Se diagnostica por primera vez durante el embarazo y desaparece en el postparto

b) Se diagnostica por primera vez durante el embarazo y precisa tratamiento insulínico

c) Se diagnostica por primera vez durante el embarazo ó si ya estaba presente, empeora durante la gestación, aumentando los requerimientos de tratamiento

d) Ninguna de las anteriores es correcta

D

En las gestantes con diabetes mellitus pregestacional, es necesario un mayor control a la hora de finalizar la gestación, que incluye:

a) El control glucémico intraparto se realizará con perfusión intravenosa continua de glucosa e insulina de acción rápida intravenosa con bomba de infusión

b) El control del bienestar fetal se realizará con la monitorización continua de la frecuencia cardiaca fetal y el estudio del equilibrio ácido-base periódico

c) Si existe una sospecha de macrosomía fetal, finalizaremos la gestación con una inducción del parto para evitar esperar al inicio espontáneo del mismo

d) Es preferible realizar la inducción del parto con oxitocina, ya que las prostaglandinas pueden alterar el control glucémico

A

Síndrome antifosfolípido

En cuanto al síndrome antifosfolípido, señale la VERDADERA:

a) Se trata de una trombofilia hereditaria

b) La trombosis es su manifestación más frecuente y en concreto las arteriales

c) La pérdida gestacional recurrente es la manifestación obstétrica más frecuente

d) Todas las anteriores son ciertas

C

Para el diagnóstico de síndrome antifosfolípido, señale la FALSA:

a) Es suficiente con que exista un criterio clínico si se trata de una trombosis arterial

b) Es necesario un criterio clínico y al menos uno de laboratorio

c) La alteración de laboratorio debe estar presente en al menos dos determinaciones separadas entre sí 12 semanas

d) Los episodios trombóticos tienen la misma validez diagnóstica que la morbilidad gestacional

A

El diagnóstico de síndrome antifosfolípido catastrófico se caracteriza por, señale la FALSA:

a) Se trata de una afectación multiorgánica (3 o más órganos)

b) Es una angiopatía generalizada de grandes vasos

c) Las manifestaciones son simultáneas o en intervalo inferior a una semana

d) Los anticuerpos antifosfolípidos deben ser positivos en dos determinaciones separadas al menos 6 semanas

B

En cuanto al tratamiento anticoagulante en el síndrome antifosfolípido durante la gestación:

a) En la mayor parte de los casos se precisa tratamiento con anticoagulantes orales

b) Se puede administrar analgesia epidural siempre que hayan transcurrido más de 12 horas desde la última dosis profiláctica de heparina de bajo peso molecular

c) Los anticoagulantes orales son seguros durante toda la gestación, pero hay que suspenderlos cuando ésta llegue a término

d) Puesto que el riesgo de estas pacientes es durante la gestación, en aquellas sin antecedentes trombóticos puede suspenderse la profilaxis con heparina tras el parto

B

Son manifestaciones clínicas frecuentes del síndrome antifosfolípido, señale la FALSA:

a) Trombopenia

b) Aborto recurrente

c) Hemólisis

d) Trombosis venosa

C

Dentro de los criterios clínicos reconocidos para el diagnóstico de síndrome antifosfolípido se encuentra la morbilidad gestacional, referida a:

a) Abortos de repetición o muertes fetales no explicadas

b) Restricción de crecimiento intrauterino

c) Preeclampsia severa precoz

d) Todos los anteriores

D

¿Cuál de los siguientes puede ser un factor precipitante de un Síndrome antifosfolípido catastrófico (SAC)?

a) Retirada de tratamiento anticoagulante

b) Parto

c) Infección

d) Todos los anteriores

D

La trombosis es unos de los criterios diagnósticos del síndrome antifosfolípido. Se caracteriza por:

a) Aparecen característicamente en individuos de alto riesgo

b) Todos los individuos con anticuerpos antifosfolípidos positivos desarrollan episodios trombóticos

c) Para su diagnóstico se precisa de una prueba de imagen o de la demostración histológica en ausencia de vasculitis

d) Todas las anteriores son correctas

C

Durante la gestación de una paciente afecta de síndrome antifosfolípido, es necesario tener en cuenta lo siguiente, señale la FALSA:

a) Es necesario monitorizar los niveles de anticuerpos durante la gestación para predecir complicaciones

b) En ausencia de complicaciones obstétricas intentaremos que la gestación llegue a término

c) Es de gran interés realizar estudio Doppler de arterias uterinas en semana 20

d) Debemos realizar controles más frecuentes, especialmente a medida que avanza la gestación

A

Paciente de 35 años que acude a consulta preconcepcional. Historia previa de abortos recurrentes mediante gestaciones espontáneas, en el último de ellos ya realizó tratamiento con ácido acetilsalicílico (AAS). No antecedentes trombóticos. Desea volver a intentar gestación, ¿qué tratamiento le recomendaría?

a) AAS a bajas dosis y heparina a dosis profilácticas preconcepcionalmente

b) AAS a bajas dosis preconcepcionalmente y heparina a dosis profilácticas ante la evidencia de latido fetal

c) AAS a bajas dosis y heparina a dosis terapéuticas, manteniendo un INR alto

d) Únicamente heparina dado que el AAS no ha demostrado ser eficaz en este caso

B

Enfermedad tromboembólica en la gestación

Para realizar el diagnóstico de enfermedad tromboembólica venosa en la gestación:

a) La clínica es suficiente para realizar el diagnóstico

b) Además de una clínica sugestiva, necesitaremos realizar una determinación de dímero-D para confirmar el diagnóstico

c) Se precisan métodos diagnósticos específicos, pero se pueden demorar hasta el postparto

d) Se precisan métodos diagnósticos específicos y deben practicarse tan pronto como sea posible

D

Gestante de 38 semanas a tratamiento con dosis profiláctica de HBPM que inicia parto de manera espontánea. ¿Sería candidata a analgesia epidural?

a) No, el tratamiento anticoagulante lo contraindica

b) Sí, pero deberemos realizar un hemograma para valorar las plaquetas

c) Sí, pero deben haber transcurrido al menos 12 horas desde la última dosis

d) Sí, las dosis profilácticas no restringen el uso de la técnica, sí lo hacen las dosis terapéuticas

C

¿Cuál de los siguientes se considera un factor de riesgo mayor durante el puerperio?

a) Transfusión sanguínea

b) Preeclampsia

c) Cesárea en trabajo de parto

d) Procedimiento quirúrgico puerperal

C

El tratamiento anticoagulante con HBPM está contraindicado en las siguientes situaciones EXCEPTO:

a) Alto riesgo de sangrado

b) Alteración preexistente de la coagulación

c) Anemia

d) Hipertensión arterial incontrolada

C

¿Cuál es la localización más frecuente de la trombosis venosa profunda (TVP) en una gestante?

a) Extremidad inferior, en región iliofemoral

b) Extremidad inferior, en región poplítea

c) Extremidad superior, en región axilar

d) En territorios atípicos como venas porta o mesentérica

A

Señale la opción FALSA respecto al tratamiento con heparina de bajo peso molecular durante la gestación:

a) Uno de los riesgos de la HBPM es la trombopenia

b) Hay que realizar recuentos plaquetarios seriados en gestantes con tratamiento prolongado con HBPM

c) La dosis a administrar se calcula en función del peso de la paciente

d) En caso de alergia, se puede valorar utilizar el Fondaparinux

B

En una gestante con un episodio tromboembólico durante la gestación, ¿cuánto tiempo debemos mantener el tratamiento anticoagulante?

a) Hasta que cese la clínica

b) La duración recomendada son seis meses

c) Hasta el parto

d) Toda la gestación y por lo menos las seis primeras semanas del puerperio

D

En una gestante con sospecha de tromboembolismo pulmonar, ¿cuál es el síntoma más frecuente?:

a) Disnea

b) Taquipnea

c) Dolor pleurítico

d) Fiebre

A

¿Cuál de los siguientes NO realizaríamos en una gestante con sospecha clínica de enfermedad tromboembólica venosa?

a) Elevación de la extremidad afecta

b) Medias elásticas compresivas

c) Movilización precoz

d) Tratamiento anticoagulante cuando se confirme el diagnóstico

D

Todos los siguientes son factores de riesgo trombótico mayores durante la gestación EXCEPTO:

a) Síndrome varicoso grave

b) Enfermedades inflamatorias

c) Procedimiento quirúrgico intercurrente

d) Enfermedad cardíaca o pulmonar

A

Capítulo 5. Patología obstétrica. María González García y Marta Mª Castillo Núñez

Estados hipertensivos del embarazo

Para identificar a las pacientes a tratar con AAS de forma profiláctica se emplean criterios mayores y menores. Son criterios mayores todos EXCEPTO:

a) Edad materna de 40 años o más

b) Enfermedad renal crónica

c) Diabetes mellitus tipo 2

d) Lupus

A

Según el ACOG ante la existencia de hipertensión de nueva aparición en la segunda mitad del embarazo y algunos de los siguientes, se puede establecer el diagnostico de Preeclampsia EXCEPTO:

a) Trombocitopenia <150000/microl

a) Insuficiencia renal con índices de creatinina en suero superiores a 1.1 mg/dl

b) Edema agudo de pulmón

c) Fotopsias

A

La etiopatogenia de la preeclampsia ha sido ampliamente estudiada y sigue siendo objeto de múltiples estudios. Señale la CORRECTA:

a) El feto no suele verse afectado por la preeclampsia precoz

a) La invasión de las arterias espirales se caracteriza por la presencia de vasos de gran calibre y baja resistencia

b) En los nuevos criterios diagnósticos del Colegio Americano de Obstetras y Ginecólogos (ACOG) 2013 se incluye la proteinuria en todos los casos

c) El daño endotelial multisistémico materno es secundario a la liberación de sustancia antiangiogénicas (Fit1, sFit1 y sEng)

D

Señale la FALSA:

a) En las gestantes con HTA crónica puede ser difícil reconocer con certeza un diagnóstico de preeclampsia

b) La proteinuria suele aparecer varios días o semanas después de la HTA y en ocasiones después de complicaciones secundarias a la preeclampsia

c) Los métodos que cuantifican la proteinuria en muestras aleatorias muestran una sensibilidad superior al 75%

d) La recogida de orina de 24 horas no se lleva a cabo en el 50% de los casos

C

La preeclampsia es un trastorno hipertensivo del embarazo con afectación multisistémica de los endotelios maternos. ¿En qué porcentaje afecta en nuestro entorno?

a) 2-3 % de las gestaciones

b) 15-25% cuando existen factores de riesgo predisponentes

c) 10%

d) A y b son ciertas

D

Primigesta de 26 semanas, sin antecedentes personales de interés, asintomática, presenta en consulta una tensión arterial de 132/92 y una semana después 137/94. Se solicita un índice proteína/creatinina cuyo valor fue de 0,23 y una analítica que presenta una trombocitopenia de 95000 plaquetas/µl. Señale la CORRECTA:

a) Se trata de una preeclampsia según el Colegio Americano de Obstetras y Ginecólogos

b) Se trata de una hipertensión gestacional según la Sociedad Española de Ginecología y Obstetricia (protocolo 2006)

c) A y b son verdaderas

d) Se trata de una preeclampsia porque el cociente proteína/creatinina se encuentra alterado

C

El National Institute for Clinical Excellence (NHS) distingue entre factores de riesgo moderado y factores de riesgo alto en relación a la preeclampsia. Basándose en ellos se decide la administración de AAS 75 mg/día desde la semana 12 de gestación. Señale la CORRECTA:

a) Edad materna mayor de 40 años es un factor de alto riesgo

a) LES es una enfermedad autoimnune clasificada como factor de alto riesgo para preeclampsia

b) La administración de la AAS debe ser preferentemente por la mañana

c) La enfermedad renal crónica es un factor de riesgo moderado

B

La proteinuria:

a) Puede no estar presente en el 15% de los síndromes de Hellp y en el 40% de las eclampsias

b) La ACOG eliminó la proteinuria como criterio diagnostico imprescindible

c) Se considera proteinuria en una muestra aleatoria la presencia de ≥1+ en tira reactiva

d) Todas son verdades

D

En ausencia de proteinuria, se considera diagnóstico de preeclampsia cuando existe hipertensión gestacional y al menos uno de los siguientes criterios de gravedad, EXCEPTO:

a) Insuficiencia renal con una creatinina > 1,1 mg/dl

b) Trombocitopenia < 150000 plaquetas/µl

c) Síntomas neurológicos o visuales

d) Alteración de la función hepática

B

En relación a la preeclampsia es FALSA:

a) La administración de AAS a dosis baja iniciada al final de primer trimestre ha demostrado una reducción global del 17% en las gestantes con antecedentes de preeclampsia precoz

b) La administración de suplementos de calcio en pacientes con deficiencia ha demostrado la reducción de preeclampsia hasta en un 29%

c) Tienen indicación de profilaxis con AAS aquellas pacientes que presentan 1 criterio mayor o 2 criterios menores

d) Más del 70% de las gestantes con diagnóstico de preeclampsia precoz presentan antecedentes personales de riesgo identificables por historia clínica

D

El principal valor de la determinación de biomarcadores sfit-1 y PIGF en la preeclampsia es confirmar o descartar el diagnostico, señale la FALSA:

a) Es posible la determinación del Ratio sfit-1/PIGF en menos de 20 minutos

b) Ratio sfit-1/PIGF por debajo de 38 descarta preeclampsia en una semana con una VPN muy alto por lo que se debe tranquilizar a la paciente y no precisa más determinaciones salvo signos de sospecha

c) Ratio sfit-1/PIGF > 655 indica una alta probabilidad de complicaciones a corto plazo y la necesidad de finalización de la gestación contraindicando la maduración pulmonar con corticoides en gestaciones prematuras

d) Ratio sfit-1/PIGF>110 implica un seguimiento y reevaluación en 2-4 días

C

¿Cuál de los siguientes es un criterio menor a tener en cuenta antes de la administración de AAS para prevenir la aparición de preeclampsia?:

a) Enfermedad hipertensiva en gestación previa

b) Índice de masa corporal (IMC) ≥ 30 kg/m2

c) Embarazo múltiple

d) Intervalo genésico ≥ 5 años

C

En la atención al parto en una mujer con diagnóstico de preeclampsia, señale la VERDADERA:

a) Se aconseja la anestesia epidural como método de elección de analgesia durante el parto

b) En el puerperio deben evitarse los AINES

c) La vía de elección del parto es vaginal aunque los hematomas en el canal del parto son más frecuentes que en pacientes sin preeclampsia

d) Todas son verdaderas

D

28 semanas de gestación. Primer embarazo. Acude al Servicio de Urgencias por cefalea. Presenta cifras de tensión arterial de 169/103 mm Hg. Durante la estancia en dicho servicio, la gestante comienza con un cuadro convulsivo autolimitado ¿Qué realizaría en primer lugar?

a) Asegurar vía aérea, colocación en decúbito lateral izquierdo, oxigenoterapia

b) Tratamiento anticonvulsivante urgente con benzodiacepinas

c) Cesárea

d) Tratamiento anticonvulsivante con sulfato de magnesio y tratamiento antihipertensivo con labetalol

A

Rotura Prematura de Membranas. EGB

El uso de antibióticos profilácticos está generalizado en la rotura prematura de membranas pretérmino, debido a que se asocian a una disminución de los siguientes factores, EXCEPTO:

a) Corioamnionitis

b) Mortalidad perinatal

c) Parto en las siguientes 48 horas

d) Enterocolitis necrotizante

B

El tratamiento con fármacos tocolíticos en gestantes con rotura prematura de membranas pretérmino se realizará:

a) En todas las gestantes, puesto que el tratamiento tocolítico ha demostrado conseguir una mayor latencia hasta el parto incluso en gestantes sin dinámica

b) En gestantes en fase activa de parto para aumentar el tiempo de tratamiento antibiótico

c) En gestantes con signos clínicos de corioamnionitis hasta conseguir cobertura antibiótica y tratamiento antitérmico

d) En edades gestacionales precoces (<28 semanas) y dinámica uterina, aun habiendo finalizado ya la maduración pulmonar

D

En la mayor parte de los casos de rotura prematura de membranas, el diagnóstico se fundamenta en la historia clínica y exploración de la gestante. En caso de duda, disponemos de diferentes pruebas para confirmar el diagnóstico, y entre ellas se encuentra la realización de una amniocentesis e instilación intraamniótica de fluoresceína o índico carmín. Esta técnica:

a) Se utiliza para confirmar el resultado de los test bioquímicos (Amnisure, Actim PROM, Amnioquick)

b) Está contraindicada en gestaciones a término

c) Su valor predictivo es similar a los test bioquímicos (Amnisure, Actim PROM, Amnioquick)

d) Para que sea positiva y confirme el diagnóstico, ha de visualizarse fluoresceína/índigo carmín en vagina en los siguientes 10 minutos a la realización de la prueba

C

La rotura prematura de membranas antes de la viabilidad fetal es aquella que se produce antes de la semana 24 de gestación. Se caracteriza por:

a) Tiene asociada una alta morbimortalidad fetal, con escaso riesgo materno

b) La hipoplasia pulmonar es una complicación grave y frecuente en estos casos

c) El manejo será expectante y hospitalario, con un control estricto hasta la viabilidad fetal

d) Todas las anteriores son falsas

D

Los siguientes factores aumentan el riesgo de infección por EGB, EXCEPTO:

a) Rotura prolongada de membranas

b) Prematuridad

c) Fiebre intraparto

d) Multiparidad

D

¿Cuál es la complicación neonatal más frecuente de la rotura prematura de membranas?

a) Sepsis neonatal

b) Hemorragia intraventricular

c) Dificultad respiratoria

d) Enterocolitis necrotizante

C

Durante el seguimiento de las pacientes con rotura prematura de membranas pretérmino se recomienda realizar:

a) Hemograma y proteína C reactiva semanales

b) Control diario de las constantes vitales maternas

c) Cultivos endocervicales y vaginales semanales

d) Todas las anteriores son ciertas

B

Debemos explorar a una gestante con rotura prematura de membranas pretérmino y realizar un tacto vaginal:

a) Cuando se vaya a finalizar la gestación o si la gestante se encuentra en trabajo de parto para decidir la actitud a seguir

b) Periódicamente para constatar la evolución de la exploración y valorar el riesgo de parto pretérmino

c) Al diagnóstico y después de haber realizado la especuloscopia para completar la valoración cervical

d) En todos los casos anteriores

A

En cuanto a la obtención de la muestra para la detección de portadoras de EGB, señale la VERDADERA:

a) La tasa de detección aumenta si utilizamos dos escobillones, uno vaginal y otro rectal

b) La muestra vaginal ha de recogerse del tercio externo, y debe realizarse con espéculo

c) Tenemos que recoger una nueva muestra para cultivo si han pasado más de cuatro semanas desde la previa

d) Es necesario especificar en la petición si existe sospecha de alergia a los beta-lactámicos

D

Ingresa una gestante de 33 semanas con diagnóstico de amenaza de parto pretérmino, y se realiza cultivo de EGB al ingreso. ¿Cuándo administraremos profilaxis antibiótica intraparto?

a) Desde el ingreso, puesto que es una gestación pretérmino

b) Cuando inicie el parto independientemente del resultado del cultivo

c) Cuando inicie el parto si el cultivo es positivo o aún no disponemos del resultado

d) En todas las anteriores

C

¿En cuál de estas situaciones NO estaría indicado realizar profilaxis antibiótica intraparto (PAI)?

a) Gestante de 38 semanas en fase activa de parto con cultivo EGB negativo y urocultivo positivo para EGB en primer trimestre

b) Gestante de 39 semanas con diagnóstico de rotura prematura de membranas y cultivo EGB positivo

c) Gestante de 36 semanas en fase activa de parto en la que todavía no se ha realizado cultivo EGB

d) Gestante de 40 semanas con bolsa rota de 24h de evolución y cultivo EGB negativo

D

Si existe algún signo de infección materna y/o fetal, ¿cuál sería la actitud a seguir con la profilaxis antibiótica intraparto?

a) Mantendremos la misma pauta de profilaxis, ya que es suficiente para una cobertura adecuada

b) Hay que administrar antibioterapia con carácter terapéutico y de espectro más amplio

c) La evaluación del recién nacido sólo será necesaria si la profilaxis no ha sido correcta

d) La actitud dependerá del estado de portadora de EGB

B

En cuanto al manejo clínico de la gestante con rotura prematura de membranas, está indicado:

a) Reposo en cama para minimizar la pérdida de líquido

b) Control ambulatorio con revisiones cada 15 días en consulta

c) Amnioinfusiones periódicas para mantener un ILA normal

d) Realizar cultivo vagino-rectal para el EGB y solo opcionalmente cultivos endocervicales y vaginales

D

Desde el punto de vista del manejo del recién nacido, ¿cuál de los siguientes antibióticos NO se considera correcto para la profilaxis antibiótica?

a) Penicilina

b) Ampicilina

c) Clindamicina

d) Cefazolina

C

Sobre la profilaxis antibiótica intraparto es cierto que:

a) Se considera óptima si comienza al menos cuatro horas antes del final del parto

b) Se puede administrar tanto vía intravenosa como vía oral

c) El estado de portadora de EGB influye en el manejo obstétrico posterior y en la aplicación de procedimientos para facilitar la progresión del parto

d) Todas son ciertas

A

En una rotura prematura de membranas tras una amniocentesis:

a) Al producirse a una edad gestacional muy precoz, el riesgo de aborto es muy elevado

b) El resultado perinatal no depende de la causa que originó la rotura de membranas

c) En muchos casos se resuelve espontáneamente

d) No es preciso realizar cobertura antibiótica

C

Respecto al tratamiento antibiótico profiláctico en la rotura prematura de membranas pretérmino:

a) La pauta de tratamiento puede variar en función de la flora microbiológica prevalente en cada centro

b) Es imprescindible iniciar el tratamiento vía intravenosa

c) Se debe utilizar una pauta larga de 14 días si no se produce el parto antes

d) A y B son correctas

A

De acuerdo con las recomendaciones revisadas en 2012 por la Sociedad Española de Ginecología y Obstetricia sobre la prevención de la infección perinatal por estreptococo del grupo B, ¿cuál sería el antibiótico recomendado para la profilaxis antibiótica intraparto en mujeres alérgicas a beta-lactámicos en las que desconocemos la sensibilidad del EGB a clindamicina?

a) Vancomicina

b) Penicilina

c) Eritromicina

d) Clindamicina

A

Amenaza de parto pretérmino. Corticoterapia

Respecto a la medida de la longitud cervical por ecografía transvaginal, señale la FALSA:

a) No existe un punto de corte único y universal

b) Requiere un ecografista experto para su realización

c) Debe formar parte la exploración básica de la amenaza de parto pretérmino

d) Discrimina gestantes de alto y bajo riesgo de amenaza de parto pretérmino

B

En cuanto a la exploración física de una gestante con sospecha de amenaza de parto prematuro, podemos decir que el examen digital:

a) Si al realizar el examen digital encontramos modificaciones cervicales, esto tiene un alto valor predictivo para parto pretérmino

b) La variabilidad interobservador es escasa si utilizamos el test de Bishop

c) Esta exploración es el factor que mejor predice el riesgo de parto pretérmino

d) Todas las anteriores son falsas

D

Para garantizar un buen valor predictivo de la longitud cervical en el diagnóstico de la APP, su medida debe realizarse de forma adecuada. Se recomienda todo lo siguiente EXCEPTO:

a) Introducir la sonda hasta el fondo de saco vaginal posterior, evitando una excesiva presión

b) No incluir el embudo en la medición de la distancia del canal

c) Aumentar la imagen para que el cérvix ocupe al menos el 75% de la imagen

d) Vaciamiento previo de la vejiga urinaria

A

Para mejorar la predicción del parto pretérmino, se pueden utilizar marcadores bioquímicos, que se caracterizan por:

a) La muestra para analizar se recoge del fondo de saco vaginal en cualquier momento de la exploración, ya que no influyen en el resultado el resto de manipulaciones y sustancias que utilicemos

b) La principal utilidad de estos marcadores es que poseen un alto valor predictivo negativo, sobre todo en poblaciones con alta prevalencia de prematuridad

c) Los utilizaremos en todas las gestantes que consulten por amenaza de parto pretérmino para aumentar la precisión diagnóstica

d) Todas son falsas

B

Primigesta de 31+3 semanas que acude a urgencias por molestias abdominales tipo regla. En la exploración se observa el cérvix cerrado y la longitud cervical en ecografía es de 30 mm. En la cardiotocografía externa se objetivan contracciones cada 5 minutos que la paciente acusa. La actitud en este caso será:

a) Alta y actitud expectante

b) Observación y reevaluación posterior para decidir actitud

c) Realizar test bioquímico y si es positivo, tratamiento con tocolisis y corticoterapia

d) Ingreso y tratamiento con tocolisis y corticoterapia

B

En cuanto a la administración de corticoides a las gestantes con riesgo de parto pretérmino, señale la VERDADERA:

a) Se deberían administrar siempre, aun cuando se prevea un parto inminente

b) Disminuyen el síndrome de distrés respiratorio pero no tienen efecto sobre la mortalidad neonatal

c) El mayor efecto se obtiene cuando la dosis se ha puesto en los 7 días previos al parto

d) No se han constatado diferencias significativas en lactantes expuestos a dosis repetidas de corticoides, por lo que se deben usar de manera profiláctica semanalmente

C

La amenaza de parto pretérmino es el proceso clínico que, sin tratamiento, o cuando éste fracasa, puede conducir a un parto pretérmino. Se caracteriza por todo lo siguiente EXCEPTO:

a) Sólo un porcentaje pequeño de las mujeres con una amenaza de parto pretérmino tendrán un parto pretérmino

b) La clínica de la amenaza de parto pretérmino suele ser imprecisa

c) Es una de las principales causas de hospitalización prenatal

d) La mayor parte de las mujeres que consultan en urgencias por un cuadro de amenaza de parto pretérmino precisarán ingreso, aunque solo sea para observación

D

Respecto a los fármacos usados para la tocolisis:

a) Tanto el atosibán como el nifedipino precisan controles de frecuencia cardiaca y tensión arterial materna

b) Se puede utilizar más de un tocolítico simultáneamente, de forma que potencian su acción sin aumentar los efectos adversos

c) La eficacia del atosibán y del nifedipino son comparables

d) Todas son verdaderas

C

Tras una amenaza de parto pretérmino se recomienda:

   a) Evitar la bipedestación prolongada

   b) Heparinización hasta el parto

   c) Control hospitalario hasta el cese total de la dinámica uterina

   d) Reposo en cama hasta alcanzar la semana 34+6

A

El nifedipino es uno de los fármacos utilizados como tocolíticos. Entre sus efectos secundarios NO se encuentra:

   a) Parestesias

   b) Nerviosismo

   c) Hipertensión

   d) Todos son posibles efectos secundarios del nifedipino

C

DPPNI. Placenta previa, acretismo placentario. Rotura uterina

En caso de que un desprendimiento prematuro de placenta normalmente inserta (DPPNI) ocupe más del 50% de la superficie placentaria, es poco probable encontrar:

a) Alteración del estado materno

b) Registro cardiotocográfico sospechoso

c) Muerte fetal intraútero

d) Coagulopatía materna

B

La presentación clásica del desprendimiento prematuro de placenta es la presencia de sangrado, dolor abdominal e hipertonía. Señale la respuesta INCORRECTA:

a) La hemorragia vaginal está presente en aproximadamente la mitad de los casos

b) Las contracciones presentes en el cuadro clínico se caracterizan por su alta frecuencia y baja intensidad

c) En caso de placenta posterior la paciente puede percibir dolor lumbar

d) En ocasiones hay que realizar diagnóstico diferencial con amenaza de parto prematuro

A

En relación al desprendimiento prematuro de placenta normalmente inserta, señale la INCORRECTA:

a) Es una de las causas más importantes de morbilidad y mortalidad materna (7 veces mayor a la tasa general de mortalidad) y perinatal

b) La primiparidad es un factor de riesgo

c) Es responsable de aproximadamente el 10% de los nacimientos pretérminos

d) La causa es la rotura de vasos maternos de la decidua basal o los vasos placentarios fetales

B

En relación a la rotura uterina, señale la INCORRECTA:

a) La hematuria debería hacer pensar en las lesiones vesicales o ureterales asociadas. Puede estar presente hasta en el 8% de los casos

b) La extracción fetal en menos de 18 minutos es predictiva de bienestar neonatal

c) Hasta la fecha, la medición por ecografía del segmento uterino inferior al final del embarazo no es una herramienta útil con capacidad predictiva de la rotura uterina

d) En el caso de un embarazo después de rotura uterina se recomienda que el futuro parto sea mediante cesárea, aunque no hay consenso acerca del momento óptimo para su realización

B

Ante un desprendimiento prematuro de placenta que involucra al 40% de su inserción, es esperable:

a) Hipertonía

b) Shock materno grave

c) Coagulopatía intravascular diseminada establecida

d) Útero de Couvelaire

A

En el manejo del Desprendimiento prematuro de placenta normalmente inserta:

a) Está indicada el parto vaginal si existen signos de insuficiencia renal aguda

b) La amniotomía está contraindicada

c) El uso de la oxitocina está contraindicado

d) La sedación/analgesia empleada en el parto vaginal dependerá del estado clínico y analítico materno

D

Son factores de riesgo para rotura uterina los siguientes, EXCEPTO:

a) Primiparidad

b) Intervalo intergenésico reducido (<18-24 meses)

c) Edad materna avanzada

d) Obesidad (índice de masa corporal >40)

A

Respecto al acretismo placentario, señale la respuesta CORRECTA:

a) Placenta ácreta: las vellosidades se insertan directamente en el miometrio

b) Placenta pércreta: las vellosidades alcanzan la serosa peritoneal o incluso penetran en la cavidad abdominal e invaden órganos vecinos

c) Placenta íncreta: las vellosidades penetran hasta el interior del miometrio

d) Todas son correctas

D

La rotura uterina puede ir precedida del cuadro clínico denominado amenaza de rotura, que se caracteriza por:

a) Intensa actividad uterina

b) Dolor o molestias generalizadas en el abdomen, taquicardia y con cierto grado de ansiedad

c) Deceleraciones variables o tardías en el trazado de la frecuencia cardiaca fetal

d) Todas las respuestas son correctas

D

¿Cuál de los siguientes se asocia a mayor incremento de riesgo de acretismo placentario?

a) Cesárea anterior y placenta previa

b) Legrados obstétricos vigorosos previos

c) Placenta previa

d) Cesárea anterior en placenta de inserción posterior

A

Embarazo múltiple

En cuanto al diagnóstico de corionicidad en una gestación gemelar, señale la CIERTA:

a) Valorando la corionicidad de la gestación a través de la ecografía conoceremos también la zigosidad

b) La mejor manera de diagnosticar la corionicidad es realizar una ecografía en torno a la semana 16

c) Cuando tengamos dudas de la corionicidad, deberemos asumir que se trata de una gestación bicorial, puesto que son las más frecuentes

d) Todas son falsas

D

A la hora de realizar una amniocentesis en una gestación gemelar bicorial biamniótica hay que tener en cuenta:

a) Es mejor realizarla en torno a las 14 semanas, para minimizar el riesgo

b) Se recomienda intentar obtener el líquido amniótico de ambas cavidades amnióticas a través de una única punción

c) El riesgo de pérdida fetal es superior al asociado a la gestación única

d) Todas son correctas

C

¿Cómo realizaremos el cribado de cromosomopatías en una gestación gemelar bicorial biamniótica?

a) No es posible realizar cribado combinado en gestaciones gemelares, únicamente se puede realizar cribado ecográfico con traslucencia nucal

b) Podemos realizar cribado combinado, siendo suficiente con medir la traslucencia nucal de uno de los gemelos puesto que suelen ser concordantes

c) Podemos realizar cribado combinado midiendo la traslucencia nucal de cada gemelo, por lo que cada uno tendrá su riesgo específico

d) Recomendaremos a todas las gestantes la realización de una técnica invasiva

C

Respecto a la vía de parto en una gestación gemelar, ¿cuál de las siguientes es indicación para la realización de una cesárea electiva?

a) Primer feto en presentación no cefálica

b) Primer gemelo en cefálica y segundo en no cefálica cuando el peso estimado del segundo gemelo es mayor que el del primero

c) Presentación del segundo gemelo inestable

d) Todas las anteriores

A

Gestante gemelar bicorial biamniótica que acude a realizar ecografía del tercer trimestre en la que se objetiva una diferencia de pesos estimados entre los fetos del 25%, siendo el pequeño un percentil 15. Doppler de ambos normales. ¿Cuál sería el diagnóstico?

a) Un feto pequeño para la edad gestacional y el otro normal

b) CIR selectivo de uno de los fetos

c) Crecimiento discordante de ambos fetos

d) Ninguno de los anteriores

C

Cuando se produce el éxitus de un gemelo durante la gestación, señale la FALSA:

a) Existe un riesgo de coagulopatía importante en la gestante, por lo que hay que realizar controles periódicos

b) También valoraremos la longitud cervical para establecer el riesgo de prematuridad

c) Se debe seguir una actitud expectante hasta llegar a término

d) El feto superviviente, si la pérdida se produce en segundo o tercer trimestre, tiene un riesgo incrementado de éxitus

A

La prematuridad es frecuente en las gestaciones gemelares, y es el factor que más influye sobre la morbimortalidad perinatal. Señale la FALSA

a) No existe un punto de corte definido óptimo de longitud cervical para la predicción del parto pretérmino en gestaciones gemelares

b) La administración de progesterona en gestaciones gemelares ha demostrado una disminución del riesgo de prematuridad

c) Se recomienda realizar controles periódicos de longitud cervical en las gestaciones gemelares

d) La administración de tocolíticos en gestaciones gemelares sigue las mismas indicaciones que en la gestación única

B

Un parto gemelar se considera un parto de riesgo elevado, por lo que será necesario durante el mismo, señale la FALSA:

a) Realizar un pH de calota previo al parto para conocer el estado del feto

b) Monitorización continua de ambos fetos

c) Estimulación oxitócica si precisa

d) Ecógrafo disponible dentro de paritorio

A

Las gestaciones gemelares, comparadas con las únicas, presentan mayor riesgo de complicaciones, entre las que se encuentra:

a) Parto pretérmino

b) Defectos congénitos

c) Mortalidad perinatal

d) Todos los anteriores

D

En un parto gemelar para la extracción del segundo gemelo, se recomienda una actitud inicialmente no activa, aunque finalmente puede requerir la realización de una versión interna y gran extracción del segundo gemelo. Las condiciones para poder realizarla NO incluyen:

a) Bolsa íntegra antes de realizar la maniobra

b) Gestación > 34 semanas

c) Buena relajación uterina

d) PFE >1500 gramos

B

Capítulo 6. Miscelánea. Marta Mª Castillo Núñez y María González García

El cribado de la trisomía 21 comenzó a ofrecerse por edad materna en los años 70. Desde entonces los métodos de cribado han ido evolucionando. Señale la CORRECTA:

a) El cribado combinado el primer trimestre presenta un porcentaje de tasa de falsos positivos del 5%

b) En el test triple, uno de los parámetros bioquímicos analizados es la inhibina A

c) En el tercer trimestre no es posible realizar un estudio de ADN fetal en sangre materna

d) La tasa de detección de la edad materna y la TN fetal es entorno al 50%

A

Si es preciso realizar tratamiento tocolítico en una gestación gemelar de 31 semanas, NO se recomienda la administración:

a) Atosiban

b) Sulfato de magnesio

c) Ritrodine

d) Nifedipino

B

Para disminuir la tasa de prematuridad se recomienda:

a) Evitar realizar ejercicio físico durante el embarazo

a) Hábitos de vida saludables

a) Transferencia múltiple de embriones cuando es necesario recurrir a TRA

a) Abstinencia de relaciones sexuales durante el embarazo

B

En las gestaciones múltiples, la complicación más frecuente es:

a) Preeclampsia

b) Muerte fetal de un gemelo

c) Diabetes gestacional

d) Parto prematuro

D

Las siguientes situaciones son contraindicaciones de la administración de corticoides antenatales con el objetivo de maduración pulmonar fetal, EXCEPTO:

a) Tuberculosis materna

b) Sepsis materna

c) Malformación fetal

d) Perdida de bienestar fetal

C

Señale la FALSA:

a) El parto pretérmino es la causa más frecuente de mortalidad y morbilidad perinatal

b) Los corticoides estimulan la diferenciación de las células epiteliales y los fibroblastos, y la síntesis y secreción de surfactante en los neumocitos tipo I

c) Tras la administración de corticoides con el propósito de maduración pulmonar a nivel fetal aumenta la distensibilidad pulmonar fetal y el volumen máximo

d) Los corticoides promueven la diferenciación y maduración celular a nivel intestinal entre otros

B

Respecto a las modificaciones fisiológicas en el embarazo y las consecuencias farmacológicas señale la VERDADERA:

a) Aumento del flujo sanguíneo intestinal con aumento de la forma activa del medicamento

b) Ligera aceleración del vaciado gástrico provocando un ligero aumento de la velocidad de absorción

c) Aumento de la actividad del sistema oxidasa lo que modifica los requerimientos farmacológicos necesarios

d) Disminución de la aclaración renal

A

La eficacia de los corticoides como inductores de la madurez pulmonar ha sido demostrada en múltiples estudios. Todas las afirmaciones siguientes son correctas menos una, señálela:

a) La administración de corticoides disminuye de forma significativa la mortalidad neonatal y las secuelas neurológicas de los fetos nacidos a las 22 semanas de gestación

b) En la prematuridad tardía la eficacia de los corticoides ha sido poco estudiada

c) Entre las 24 h y los 7 días siguientes después de la administración de la segunda dosis de corticoides se observa un máximo beneficio (Nivel de Evidencia Ia-A)

d) La mortalidad neonatal, el Síndrome de Distrés Respiratorio y la Hemorragia interventricular son complicaciones que aparecen en el prematuro que disminuyen en incidencia ya dentro de las primeras 24 h de administración del corticoide

A

En el siguiente listado de fármacos, señale cuál de ellos podría está justificado en el embarazo:

a) Andrógenos

b) Warfarina

c) Talidomida

d) Dietilestilbestrol

B

Para más fácil compresión de la evidencia científica, las recomendaciones se clasifican en diferentes grados. En relación a la maduración pulmonar con corticoides en la mujer con una amenaza de parto prematuro y según la guía de práctica clínica de la SEGO 2012, señale la asociación INCORRECTA:

a) Tras un ciclo inicial, se recomienda el uso de corticoides de repetición mientras persista o reaparezca el diagnostico de amenaza de parto pretérmino. A

b) Se recomienda la administración de corticoides prenatales en las gestaciones múltiples con riesgo objetivo de parto pretérmino. C

c) Una de las pautas recomendadas es: Dexametasona 6 mg intramuscular cada 12 horas 4 dosis. A

d) Para minimizar el riesgo de problemas respiratorios, se recomienda que la cesárea electiva se realice a partir de la semana 39. B

D

Una de las afirmaciones siguientes es CORRECTA:

a) Una cesárea electiva antes de la semana 40 incrementa el riesgo de morbilidad neonatal respiratoria

b) No existe evidencia clara que demuestre que la administración de corticoides en las gestaciones múltiples disminuya la morbimortalidad perinatal

c) En determinados casos, hay suficiente evidencia para utilizar el uso de corticoides profilácticos en gestantes con factores de riesgo epidemiológicos para parto pretérmino.

d) En una gestación con amenaza de parto prematuro, la administración de corticoides puede desencadenar una cetoacidosis diabética por lo que se debe extremar el control metabólico incrementado la dosis de insulina un 70%

B

Según la clasificación FDA de fármacos y embarazo, señale la asociación CORRECTA:

a) Categoría A. Los estudios realizados en animales no han demostrado riesgos en el feto, pero no existen estudios adecuados y controlados en mujeres embarazadas

b) Categoría C. No hay trabajos adecuados, ya sea en animales o en seres humanos

c) Categoría X. Se ha demostrado riesgo para el feto humano, pero los beneficios de su uso en la gestante podrían ser aceptables

d) Ninguna es correcta

B